BABY SHOWER

Baby Shower es el libro que te orientará para organizar la bienvenida a tu bebé con entusiasmo, amor y originalidad. Encontrarás en estas páginas divertidos concursos, cómo elaborar las invitaciones y los adornos, la oración del bebé, tips para amenizar el festejo, chistes y un sinfín de ideas para convertir tu reunión en un evento memorable.

Sigue los consejos de esta sencilla y práctica guía para que tu anhelado *Baby Shower* lleve a todos un mensaje de alegría, amistad y bellos propósitos.

Nicky Santini

BABY SHOWER

SELECTOR
actualidad editorial

SELECTOR
actualidad editorial

Doctor Erazo 120
Colonia Doctores
México 06720, D. F.

Tels. 588 72 72
Fax: 761 57 16

BABY SHOWER

Diseño de portada: Carlos Varela
Ilustración de interiores: Iris Aggeler

ISBN: 970-643-084-9

Décima Segunda reimpresión. Mayo de 2005.

Esta edición se imprimió en Mayo de 2005. Impresos Editoriales. Agapando No. 91 México, D.F. 04890.

Contenido:

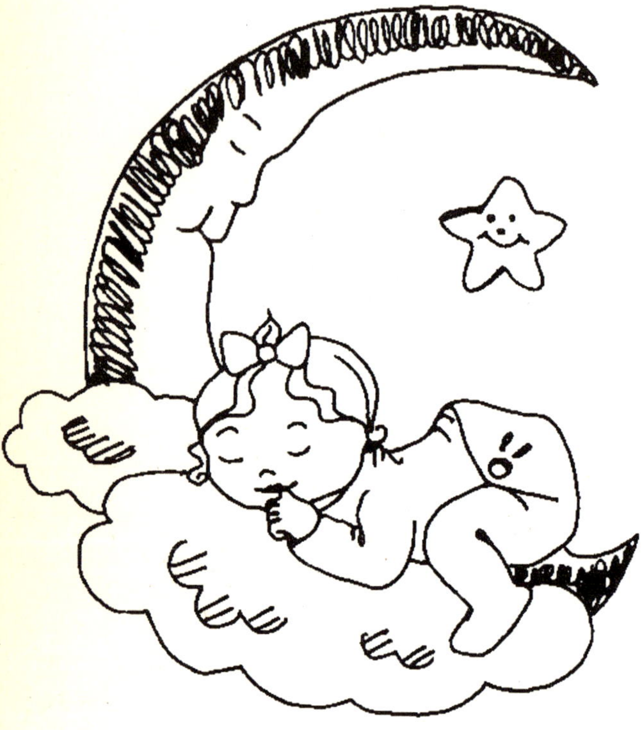

¡UNA FORMIDABLE GUÍA PARA QUE ORGANICES TU BABY SHOWER CON ÉXITO!

Introducción

Toda fiesta o reunión, entre familiares y amigos, debe realizarse sobre dos aspectos elementales:

Amor y orden.

Así pues, para que en este caso el Baby Shower resulte todo un éxito, este libro te da lo más importante que debes tomar en consideración.

Para tu Baby Shower.

Sí, para esa hermosa tertulia que vas a organizar en homenaje de bienvenida al bebé que pronto arribará; para este fin se dio a luz el presente libro, mismo que, además de ameno, te será de gran utilidad.

Tienes en tus manos, apreciada amiga, una magnífica cantidad de concursos y juegos ideados para que tu Baby Shower sea un éxito; contiene, también, selectos chistes con los que tú y tus invitadas llegarán a la risa.

Con seguridad, este libro te auxiliará en el orden y arreglos que debes cuidar para la fiesta del bebé, pensando en que los bebés no llegan todos los días, sino que son un verdadero milagro de la naturaleza.

Así que prepara la fiesta excelentemente, para que tus amigas participen con entusiasmo; únicamente necesitas un kilo de amor y otro más de buena voluntad.

Bueno, pues adelante, aquí está esta divertida, práctica y sencilla guía, para que tu anhelado Baby Shower resulte inolvidable.

¡Suerte, mamá!

1. Aviso o letrero de bienvenida.
2. Recibimiento de las invitadas.
3. Ambiente.
4. Decoración.
5. Utensilios.
6. Horario.
7. Invitaciones.
8. Bocadillos y postres.
9. Juegos, concursos, chistes...
10. Despedida.

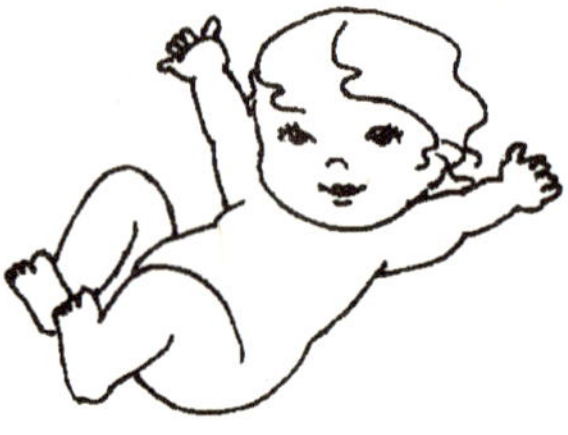

Los niños nacemos para vivir felices.
Cuídanos y edúcanos, danos la oportunidad de alcanzar el éxito siendo generosos.

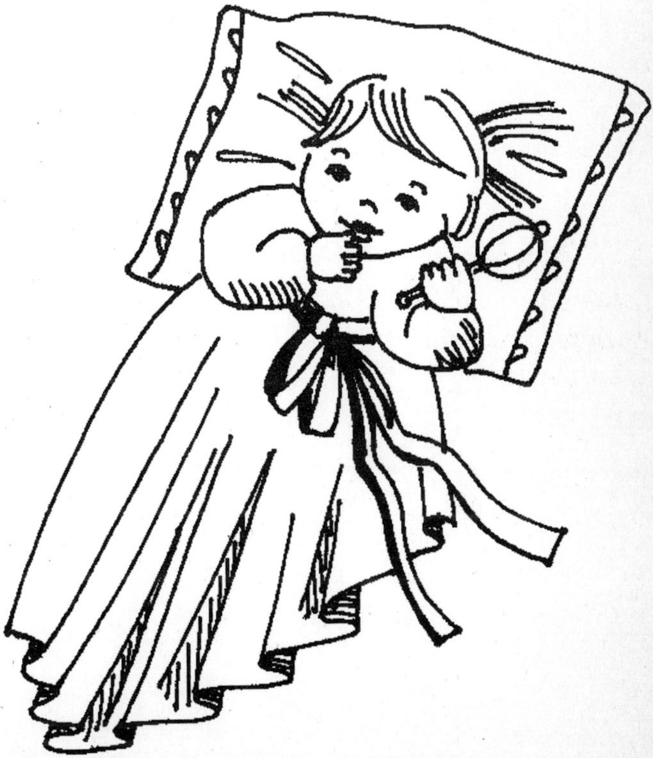

CONSEJOS PRELIMINARES

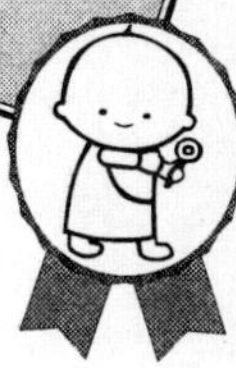

¿Qué hacer para tener éxito en tu Baby Shower?

Con la súplica de que sean puntuales, darás un margen de 10 minutos después de la hora señalada, para llevar tu fiesta en este orden:

- Bienvenida a cada una de tus invitadas, conforme vayan llegando.

- Estando ya la mayoría de tus amistades, darás una calurosa bienvenida.

- Presentación de tu "madrina" para el evento, misma que te auxiliará en todo, previo acuerdo con ella. (Debes hacer esto alegremente).

- Los regalos que recibas deberán ser colocados en determinado lugar, y a la vista, a fin de abrirlos en su oportunidad.

- Una vez que el grupo se haya integrado, puedes servir café, refresco, agua o té.

- En seguida se iniciarán los juegos "Baby Shower" con premios ya previstos para las ganadoras.

- Disfrutar de bocadillos y postres.

- Momento o sesión de chistes. (Debes motivar a las invitadas relatando algunos de los que se incluyen en este libro)

- Breves y sencillas palabras para abrir los regalos del bebé, así como para agradecer.

- Una vez terminado lo anterior, al despedir a tus invitadas, obséquiales un muñequito con el texto de: ¡Gracias por haberme acompañado! o, una tarjetita de agradecimiento con la fecha y tu nombre.

¡MUCHO ÉXITO!

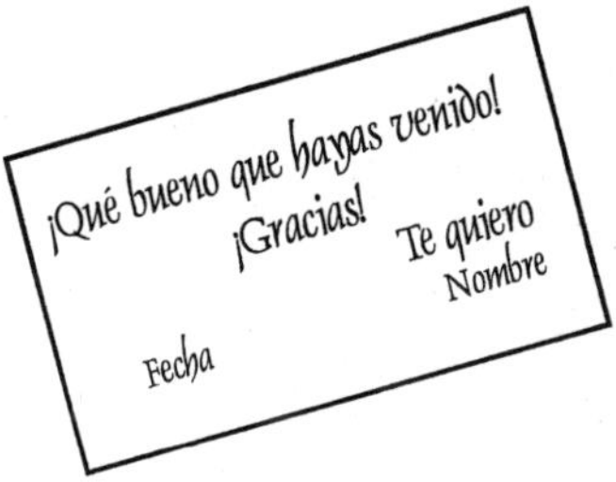

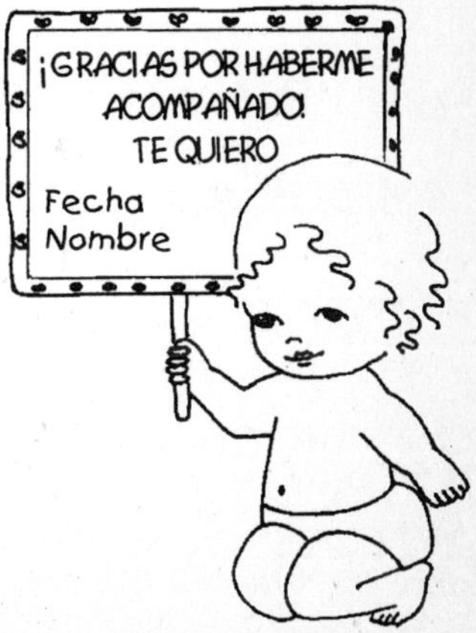

Cartulina de bienvenida

Empecemos con la entrada a tu hogar; en la puerta de acceso colocarás un texto con alguna de las siguientes frases:

¡BIENVENIDAS AL BABY SHOWER!

¡MI BEBÉ TE DA LA BIENVENIDA!

¡QUÉ BUENO QUE HAYAS VENIDO!

¡BIENVENIDAS QUERIDAS AMIGAS!

¡CONTIGO, EL BABY SHOWER SERÁ UN ÉXITO!

¡ÉSTA ES TU CASA, PASA AL BABY SHOWER!

¡TU LLEGADA ES MUY GRATA!

¡BIENVENIDAS A SU CASA!

¡GRACIAS POR ASISTIR, BIENVENIDAS!

¡HOLA, QUÉ BUENO QUE VENISTE!

El texto puede ser anotado en una cartulina blanca, rosa o azul, con letras de otro color, y lo puedes hacer en forma rectangular o de corazón, según modelos.

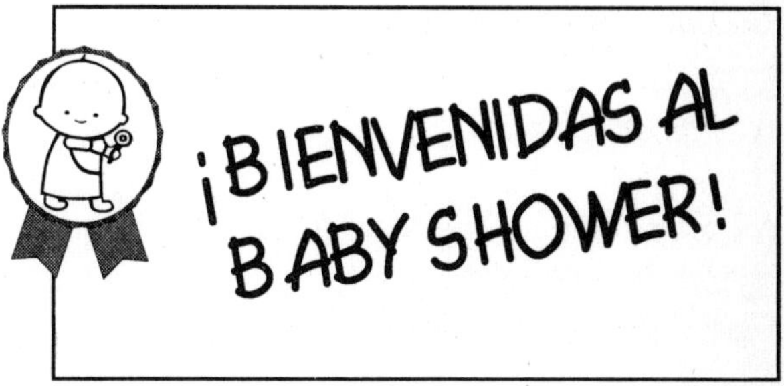

Modelos para texto de entrada.

Cartulina Show Card, American o carteles tamaño aproximado de 50 x 25 cm.

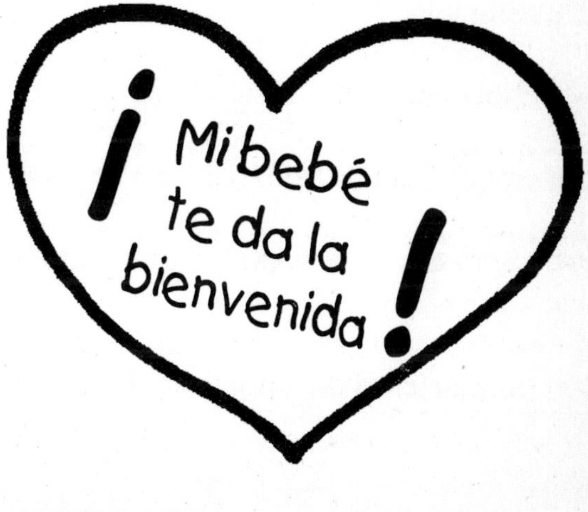

Corazón ajustado a 40 cm. de alto.

Recibimiento de las invitadas

Conforme vayan llegando tus invitadas, será muy agradable que les des la bienvenida mostrando una sonrisa y dándoles un abrazo.

Por otra parte, como muestra de afecto y cordialidad, puedes obsequiarles lo que consideres más conveniente de la siguiente lista:

- **Un clavel blanco o rosa.**
- **Un caramelo.**
- **Un chocolate.**
- **Un moño rosa con azul (para que se lo prendan).**
- **Un sombrero grande de fantasía (para la cabeza).**
- **Un pensamiento de amor y amistad.**

Modelo para pensamiento de amor y amistad

Querida amiga:

Hoy es un momento muy importante en mi vida, estoy a pocos días de ser madre, y tu confortante compañía me llena de placer.

Esta hermosa fiesta pude organizarla gracias a ti, pues tu presencia le proporcionará a mi bebé más energía y salud al nacer.

¡Gracias por estar conmigo!

¡Gracias por tu amor y tu amistad!

¡Gracias, querida amiga!

Nombre de la anfitriona

Fecha: ____________

* El pensamiento escríbelo a máquina o con letra moderna; saca copias en papel fantasía de color pastel y fírmalos a mano uno a uno.

No es necesario que los entregues en sobres.

Ambiente

Resultará agradable y positivo que, en tanto vayan llegando tus invitadas, se escuche música ambiental y festiva en volumen bajo, mientras se sirven los bocadillos y postres.

Por otra parte, no te olvides de esparcir previamente un suave aromatizante o colocarlo discretamente en determinados sitios.

Muy importante será que haya una ventilación adecuada, en caso de que se fume.

Decoración

Se sugiere adornar la estancia del Baby Shower con:

- **Flores blancas, rosas y azules colocadas en pequeños recipientes o en uno grande al centro. Las flores pueden ser claveles o rosas, con pensamientos o violetas. Son preferibles las naturales, más bellas y económicas.**
- **Globos blancos, rosas y azules.**
- **Moños grandes con los mismos colores.**

Se aconseja que en ambos casos sean pocos y colocados con buen gusto.

Utensilios

En tiendas de artículos para fiestas infantiles encontrarás una extensa variedad de platos, vasos, servilletas, mantelitos, cucharas, etc., para servir los bocadillos, postres, nieves, café y refrescos.

Horario

Un Baby Shower o fiesta del bebé, debe realizarse preferentemente de las 16:00 a las 20:00 horas, pero, en el caso de ser por la mañana, es aconsejable hacerlo de 9:30 a 13:00 horas.

Invitaciones

En páginas interiores encontrarás algunas ideas sencillas para que puedas hacerlas en casa y te resulten más originales.

Bocadillos y postres

También te damos algunas ideas ilustradas a fin de que, en casa, prepares algo exquisito y sencillo.

Juegos

Los juegos son parte central en un Baby Shower; por ello, en este libro hallarás excelentes maneras de llevarlos a cabo. Además, te proporcionamos también una estupenda selección de chistes propios para tu fiesta.

Despedida

Es preferible que todas, o la mayoría de tus invitadas permanezcan hasta el final del Baby Shower; para conseguir este objetivo, debes entregar "un programa de fiesta" el cual anotamos más adelante para que lo copies.

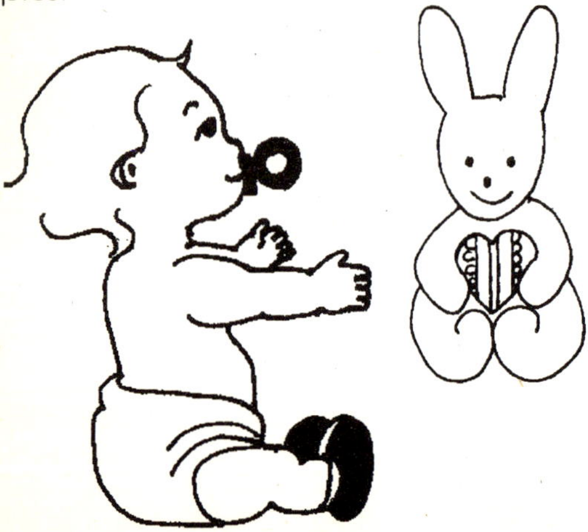

¡BABY SHOWER!

DÍA: MES: HORA:

PROGRAMA:

- Bienvenida a cada una de las invitadas.
- Palabras de agradecimiento al grupo asistente.
- Presentación de la madrina del evento.
- Refrigerio con café, refresco o té.
- Realización de juegos Baby Shower (con premios).
- Bocadillos y postres.
- Momento humorístico para contarse mutuamente chistes.
- ¡Minutos emocionantes para desenvolver regalos del bebé! Y el debido agradecimiento por cada uno de éstos.
- Término del Baby Shower.

NOTA:
Éste es el modelo para tu "programa de fiesta.

¿QUÉ ES UN BEBÉ?

Un bebé es un pedacito de cielo.
...el Ángel guardián del hogar.

Es también como el más hermoso y pequeño de los peces; inquieto, encantador y juguetón.

Un bebé es tan delicado, tierno e indefenso, como el polluelo en el nido.

Es, o debe ser, precioso lazo de unión en la familia.
...¡una bendición de Dios!

Un bebé es el premio mayor de la lotería; un tesoro invaluable al que debemos cuidar con esmero.

Un bebé es, definitivamente, la mayor alegría que se nos puede conceder.
... humedad y llanto, vida y energía.

¡Es un balbuceo encantador!

Un bebé es la más bella manifestación de la existencia de un Dios maravilloso.

¡Es una hermosa criatura!, inteligente y perceptiva.

¡Esto es un bebé!, diamante precioso, flor y fruto, gota de agua cristalina y pura.

¡Es la vida misma!

Bienvenidos los bebés, prolongación de la humanidad, renovación del hombre en el universo.

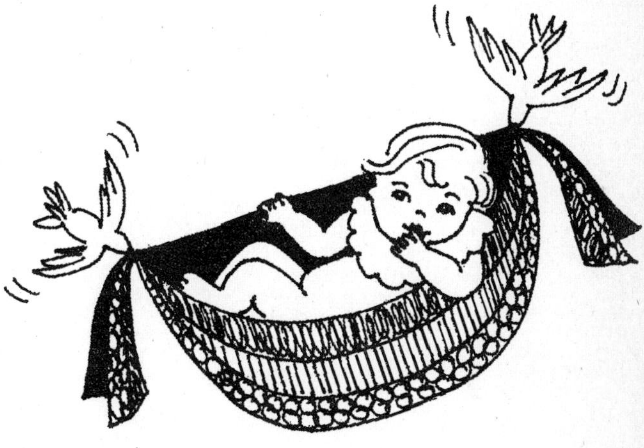

CONCURSOS Y JUEGOS

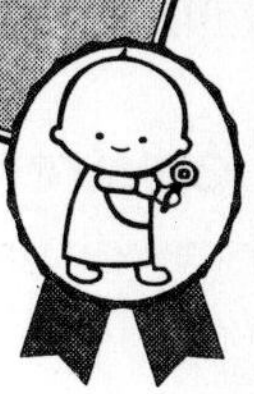

En las páginas siguientes encontrarás divertidos concursos y bromas para que tus invitadas disfruten deliciosos momentos de alegría.

Se aclara que todos los "premios" son únicamente sugerencias, así entonces, puedes cambiarlos según cada caso y conforme a tu presupuesto. Pero definitivamente es conveniente que, desde un principio del Baby Shower, tus invitadas sepan que hay "importantes" regalos para las ganadoras de cada concurso a fin de crear un ambiente de fiesta y entusiasmo.

Es válido que te consigas una madrina de regalos y que coloques su nombre en la invitación.

Vamos pues, con el primero de los concursos.

¿Qué estrella te gustaría ser?

Se escogen seis damas que anhelan ser "artistas famosas" a fin de que cada una de ellas imite a la estrella del momento, por ejemplo: a Gloria Trevi, Madonna, o la que esté arrollando en televisión y cine, es decir, cada concursante intentará representar a su estrella favorita.

La que mejor lo haga recibirá como premio una peluca de estambre.

¿Qué animal te hubiera gustado ser?

Bueno, pues imítalo, aquí tienes la oportunidad con varias especies para escoger:

Un changuito, perro, gato, burro, caballo, vaca, toro, pollito, gallina, gallo, pato, loro, borrego, puerquito, león, tortuga, o elefante.

Las imitaciones pueden realizarse con sólo emitir el sonido de cada animal y moviéndose como ellos.

El premio a la mejor será una figurita de peluche, de ser posible, igual a lo que imitó.

Pueden participar todas las que así lo deseen.

Dibuja la carita y su ropita

Seis de las invitadas dibujarán en un pizarrón la carita de un bebé y una de sus prendas: guantes, gorrito, chambrita, etcétera. Fácilmente se sabrá quiénes fueron las mejores en hacer sus trazos; las tres que lo hayan hecho más claro o chistoso recibirán un pañal desechable con la fecha del Baby Shower.

(De no haber pizarrón pueden utilizarse hojas blancas)

Las danzantes

Un concurso muy jocoso y divertido es en el que pueden participar seis, ocho o más, en el cual deberán danzar como apache, africano; o bailar el Jarabe, la Bamba, Rock, Rap, etc., con o sin música, el objetivo es divertirse.

Las tres que hayan bailado mejor recibirán un casete como premio.

¿Qué tan rápida eres para comerte un gran plátano?

Tres de las invitadas pasarán al frente y se les entregará un plátano; se cuenta hasta tres y comenzarán a desprenderle la cáscara a fin de comérselo lo más pronto que sea posible.

A la que primero termine se le entregará como premio... ¡otro plátano!

Besando a mamá

Seis invitadas formarán tres parejas; una hará de bebé y otra será la mamá.

En un recipiente se colocan tres papelitos doblados que indicarán:

Bebé besando a mamá en la mejilla; bebé besando a mamá en las manos, bebé pidiendo pecho. (Una acción en cada papelito)

Tres de las damas sacan, cada una, su papel y harán lo que éste diga.

La concursante que mejor interprete al bebé será premiada con algún regalito que elijas.

Los grandes cómicos

En este caso las concursantes, que también pueden ser seis, intentarán hablar y moverse como:

Cantinflas, Chaplin, el Gordo y el Flaco, Chabelo, los Picapiedra, incluso como personajes de caricatura como el Pato Donald, Ratón Miguelito, Tom y Jerry, etcétera.

El premio a la mejor imitación puede ser un libro como éste o cualesquiera de las revistas de caricaturas.

¿Qué tan buena eres para imitar voces?

Todas las que gusten pueden participar en este divertido concurso.

Las que concursen deberán hacer voces comunes, ejemplos:

Un indito, indita, viejito, viejita, niño, niña, español, chino, ruso, gringo, argentino, italiano, jarocho, negro, norteño, etcétera.

El premio puede ser un muñequito de trapo.

Imitando a un bebé

Un concurso que causará gran diversión, ya que las participantes tendrán que imitar a un bebé en las siguientes formas:

Pidiendo su biberón, llorando, haciendo pipí y popó, tomando su biberón, gateando, intentando caminar, jugando la sonaja, con chupón en la boca, etcétera.

Las competidoras pueden ser seis y los premios a las tres que lo hagan mejor serán:

Sonaja, biberón y chupón.

Concurso de bebés jugando

Participan cuatro personas para formar dos parejas de bebés, nena y nene que estarán jugando primero con un juguete y después peleando por éste.

El premio a la mejor pareja será un baberito y un gorro.

¿Qué tan buena eres para hacerte entender a señas?

Todas las que lo deseen pueden participar en este divertido concurso, se trata de que cada una se haga entender con señas, para lo cual, alguien les irá diciendo lo que deben pedir o hacer, ejemplos:

¿Cómo pedirías un vaso de agua fría?
¿Cómo un café de olla caliente?
¿Una torta de jamón con queso y sin chile?
¿Unos taquitos de barbacoa con mucho picante?
¿Un cigarro encendido?
¿Una monedita de a peso?
¿Una tarjeta para hablar por teléfono?
¿Cómo indicarías que tienes un apetito voraz?

¿Cómo solicitarías un sostén talla 40?
¿Y unas pantaletas talla 42?
¿Cómo dirías que deseas embarazarte?
¿Y cómo que ya estás embarazada?
¿Cómo expresarías que tienes frío o calor?
¿Que estás muy nerviosa o enojada?
¿Que estás furiosa?
¿Que no encuentras las llaves de tu auto?
¿Que estás agotada y deseas dormir?
¿Cómo te harías entender que te urge ir al baño?
¿Cómo expresarías que ganaste el premio gordo en la lotería?
¿Cómo explicar que te abandono el galán?
¿Y cómo decir que tienes un nuevo amor?

Absolutamente todo deberá indicarse con señas, por lo que el concurso resultará verdaderamente festivo y lleno de risas.

En este caso las ganadoras recibirán como premio un chile verde con moño.

Acabándose el pastel

Dos grupos de concursantes, cinco en cada uno o menos, competirán para saber cuál es capaz de comerse una rebanada de pastel o un pan, en medio minuto.

El grupo que primero termine tomará té, café o refresco; el perdedor sólo que sea capaz de comerse otro pastel o pan.

La telenovela

Tres o cuatro de las invitadas pasarán a representar una escena de telenovela (seguro que se las saben todas de memoria), la misma debe ser dramática para que resulte emocionante.

Si lo hacen bien se les premiará con una paleta de chocolate a cada una, si no, con una de dulce.

El cine mudo

Ahora se invitará a otro grupo de "actrices" para que realicen una escena cómica de cine mudo (como del Gordo y el Flaco o de Chaplin).

Pueden ser también sólo dos participantes para este caso.

Una tercera participante la hará de directora indicando la acción a representar.

Si el público considera que la actuación resultó chistosa, aplausos; si no, rechifla.

Adivinando el parentesco

Un juego muy divertido en el que una invitada será tapada de los ojos para que, en seguida, otras seis pasen a besarla en distintas partes de la cara. La que permanezca vendada deberá decir, según el beso, si es mamá, abuelita, hermana, madrina, tía o vecina la que se le acercó.

Este juego es únicamente para reír unos cuantos minutos.

Juego para encontrar nombre al bebé

Se introducen papelitos en globos inflados, la cantidad de éstos dependerá de las concursantes, anotando en ellos nombres humorísticos como los siguientes:

Rambo, Robocop, Tarzán, Galáctico, Batman y Superman.

Blanca Nieves, Caperucita Roja, Reina Victoria, Dulcinea, Torcacita y Capullito Blanco.

En seguida, los globos se entregan a las concursantes, quienes irán reventándolos uno a uno cuidando de tomar el papelito a fin de leer en voz alta el nombre que le haya tocado.

Después de terminar los nombres en broma, las propias damas realizarán el mismo juego de los globos, sólo que en este caso los nombres vendrán en serio con el propósito de que pueda surgir el nombre para el nuevo bebé.

Ejemplos de nombres a utilizar:

Arturo, Ernesto, Alejandro, Guillermo, Miguel Ángel y Juan Carlos.

Guadalupe, Mercedes, Antonienta, Fernanda, Federica y Reina María.

Con este juego será fácil hallar el nombre deseado para el bebé.

¡Aquí viene el bebé!

En un papel se dibuja una carita sencilla de bebé y luego se coloca entre otras que estén en blanco, sin dibujo alguno de acuerdo al número de invitadas; en seguida las invitadas pasan y toman cada una un papelito y , la que saque el que tiene la carita tendrá que hacerla de bebé gateando, llorando, con su biberón y demás detalles.

Con seguridad este juego resultará muy divertido en un Baby Shower.

Discusión por el nombre del bebé

Ahora, dos de las invitadas pasarán a representar a un matrimonio que se encuentra considerando el nombre que llevará su futuro bebé.

Primero empezarán muy tranquilos, pero conforme vayan surgiendo nombres, su estado de ánimo se irá alterando, ya que no se ponen de acuerdo para decidir cuál será el nombre para su nene.

La alegata puede comenzar así:

Ella: Yo creo que debe llamarse Pedro, no Juan.

Él: No, mi vida , mejor Juan y no Pedro.

Ella: Olvídalo, y de una vez te digo, que si es niña se llamará Lupita, como mi mamá.

Él: No, corazón, mejor que se llame Pamela, como la mía...

Ella: Eso no lo voy a permitir, se llamará Lupita y punto.

La discusión debe llegar al máximo enojo y, en seguida, poco a poco bajar de tono hasta que la pareja termine abrazándose habiendo acordado un nombre.

Las participantes recibirán, al terminar su actuación, una festiva porra y el aplauso de las demás.

Arrullando al bebé

Igual que en el juego anterior, dos de las asistentes al Baby Shower realizarán una tierna escena; pero ahora una hará de mamá y la otra de bebé; así entonces el "bebé" estará pidiendo de comer a mami, ella consintiéndolo, él hace pucheros, llora, mamá le da el biberón y la escena termina cuando el bebé suelta la risa y mamá lo abraza.

El premio a las "actrices" será también una porra y un aplauso.

¿Quiénes van a tener bebés?

Aquí va otra excelente broma para divertirse en un Baby Shower.

En una vasija se colocan 12 papelitos, nueve estarán en blanco y tres llevarán los siguientes dibujos:

Uno, un bebé; otro dos y uno más tendrá tres. (La cantidad de papelitos puede variar de acuerdo al número de asistentes)

Pasan 12 personas y cada una va tomando uno de los papelitos para saber quién será madre de uno, de dos o de tres bebés.

Para que la broma resulte jocosa, las participantes deben ser damas mayores de 50 años (o muy jovencitas) y, las tres que salgan "premiadas" con bebés, recibirán como premio uno, dos o tres chupones, según cada caso. (En dulcerías venden chupones de dulce)

Los papelitos con dibujo de bebé pueden llevar también las palabras de: tendrás un bebé, tendrás dos y, tendrás trillizos.

Dos juegos sencillos

En el primero de los juegos una participante la hará de niño y la otra de perrito. El niño juega con el animalito hasta que éste se cansa y la muerde.

En el segundo juego una es la pequeña niña que juega con su muñeca, así que cada una de las participantes hace su parte.

La pareja que cause mayor impacto por su "actuación" recibirá como premio un billete de la lotería de la nominación que se pueda. (Preferiblemente en un sobre cerrado para abrirlo de inmediato)

Charlando con el bebé

Seis de las invitadas se acercarán al vientre de la futura madre y charlarán con el bebito diciéndole bellas palabras ante su próximo arribo a este mundo.

Lo anterior será un bello acto de amor tanto para el bebé como para la mamá, además de resultar muy sano y positivo.

Por ello, la dama que mejor se exprese, recibirá como premio algún libro.

¡La lotería!

El siguiente juego es, como los anteriores, divertido e interesante, ya que trata de "hacernos millonarios".

Éste es el juego:

Cada una de las asistentes deposita una moneda de cualquier denominación en un recipiente. Una vez que las monedas se han reunido, la anfitriona preguntará a todas ellas, cuánto hay dentro de la alcancía. Aquella que se acerque más o le atine, tendrá derecho a llevarse la "millonada". Es importante que conforme vayan mencionando la cantidad que hay, anoten su nombre en una lista para saber al final quién gano, pero... aquí está el pero, antes de tomar el dinero, tomará tres monedas y, sin verlas, las pondrá sobre una mesa; deben quedar hacia arriba dos águilas, o dos de la parte que indica la denominación. Si lo consigue, toma el dinero, pero si no, "la fortuna" pasa a poder del futuro bebé para que inicie su cuenta personal.

¿Cuánto pesará el bebé?

En este caso, las invitadas deben calcular cuánto pesará el bebé al nacer, para tal caso, anotarán en una lista su nombre y el peso calculado al angelito. Cuando el bebé nazca y mamá ya esté en casa, revisará la lista y llamará a las que acertaron en el peso para premiarlas con tamales y atole o café y galletas.

¿Cuál es la circunferencia?

Éste es un juego muy antiguo pero muy divertido, se intenta saber con él, cuánto mide el vientre de mamá con el bebé a punto de nacer. Para ello, las participantes tomarán un tramo de estambre a su gusto, y, en seguida, medirán con éste la circunferencia de la mamá. Con seguridad pocas serán las que logren la medida exacta, así que para ellas, una porra y un aplauso.

Idiomas

A continuación vamos a reír un poco imitando a nuestras asistentes al Baby Shower, a que nos digan, de broma cómo dirían bebé en diferentes idiomas.

Anotamos unos ejemplos:

¿Cómo dirías bebé en ingles? Crybaby.

En alemán: Oto Gerber.

En italiano: Tuto Cagliari.

En portugués: Dau su Lecheiro.

En ruso: Chico Mamiski.

En japonés: Moja Dito.

En chino: Ta muy mojao.

En francés: Coñag Coñag.

Con estos ejemplos pueden continuar diciéndolo en otros "idiomas"; argentino, gallego, vasco, náhuatl, español, etc., el caso es reír.

El parto

Nuevamente intentemos algunas actuaciones "estelares" con nuestras invitadas representando la emotiva escena de un parto.

Actores: la paciente, el obstetra, un asistente, la enfermera, el papá nervioso y, obviamente la "directora" de escena.

Utilería: Tres sillas o bancos para recostar a la paciente, una sábana o lienzo para cubrirla, tapabocas... ¡y listo!

La "directora" deberá ordenar: ¡Silencio, cámara, acción!

De inmediato cada quien hará su papel.

La acción puede concluir en dos formas:

Una: La paciente tiene a su bebé (un muñeco), y alguien imita su llanto.

Dos: El obstetra, después de sudar intentando traer al bebé, exclama sonriente:

- Querida señora, lo siento, pero todavía le faltan... ¡nueve meses!

Las parejas

Se hacen 10 tarjetas con los siguientes nombres:

José, Juan, Fernando, Mario, Ignacio, Enrique, Andrés, Francisco, Javier y Edgar. Estas 10 tarjetas se reparten en igual número de invitadas o de acuerdo al número de asistentes.

Otras 10 tarjetas llevarán los nombres de:

Josefina, Juana, Fenanda; María, Ignacia, Enriqueta, Andrea, Francisca, Javiera y Edgarda. Éstas otras se pondrán sobre una mesa con el nombre hacia abajo, pero alternadas, revueltas.

En seguida, cada una de las damas con tarjeta pasará a tomar una de la mesa y, las tres primeras que den con el nombre similar serán las ganadoras y recibirán como premio dos muñequitos en pareja. (Los hay muy económicos en muchas tiendas)

La lotería II

Ésta es una auténtica lotería para premiar a las personas que hayan llegado al Baby Shower de más lejos.

Sólo requerimos de 12 sobres blancos que llevarán al frente el dibujo de una cigüeña. Dentro de éstos van 12 hojas blancas pero tres de ellas, cubrirán billetes de 10, 20 y 50 pesos.

Se depositan los sobres en una bolsa de maternidad y 12 de las invitadas seleccionadas introducirán la mano para extraer uno; así la suerte "premiará" a tres de ellas por la gentileza de haber asistido viviendo tan retiradas. (Son ochenta pesos únicamente, no hagan gestos)

Las golosas

Tres hilos de estambre de dos metros de largo, en uno de sus extremos se les ata un chocolate, un bombón o una galleta.

Colocados los tres hilos sobre la mesa, en la orilla opuesta tres damas comenzarán a jalar con la otra punta del hilo en su boca, el dulce hacia ellas. Deberán jalar a la cuenta de tres. Ganará la que lo consiga primero.

Premio: una bolsita de dulces.

Caras y gestos

Como sabemos, todas las personas hacemos gestos cambiando la expresión facial según nuestro estado de ánimo; aprovechando esta magnífica facultad, hagamos ahora un concurso de caras y gestos entre nuestras invitadas, para lo cual, la anfitriona les indicará cada una de las expresiones que deberán hacer conforme los dibujos siguientes, sin olvidar que es necesario que las hagan todas y, a la más destacada o mejor gesticuladora, la premiarán con un libro de chistes, por dar un ejemplo.

Una cara de changuito

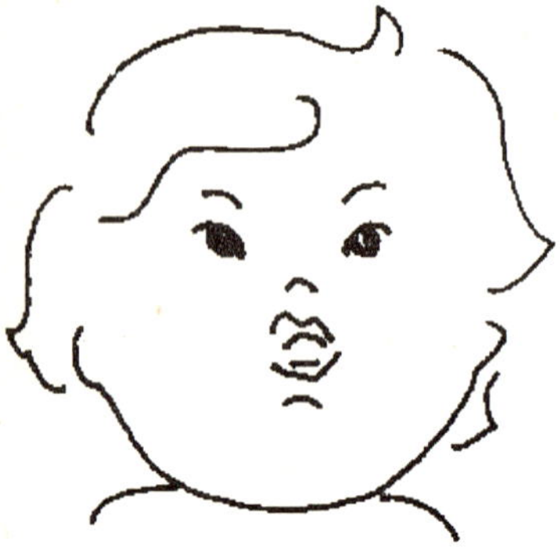

Una cara de aburrimiento

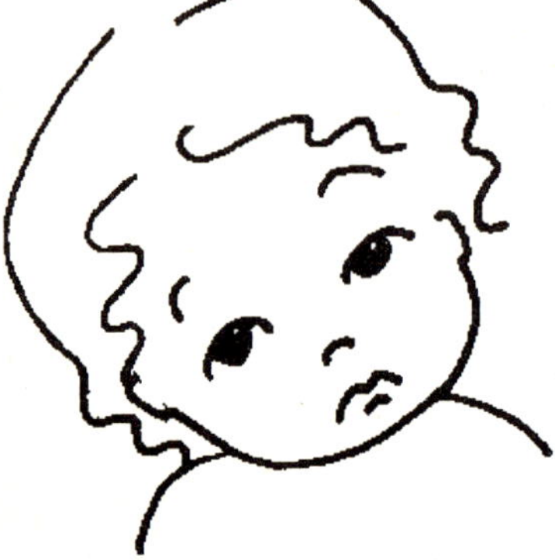

Una cara de bizco

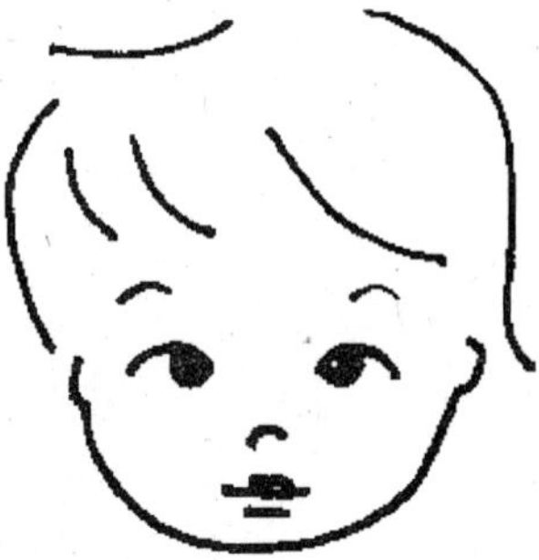

Una cara de seriedad

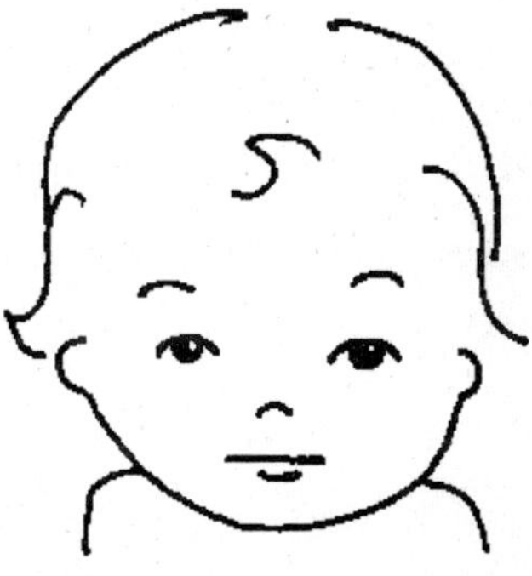

Una cara de admiración

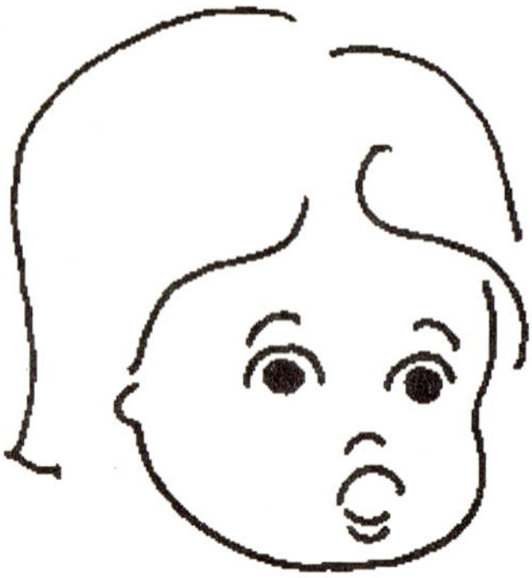

Una cara de enojo

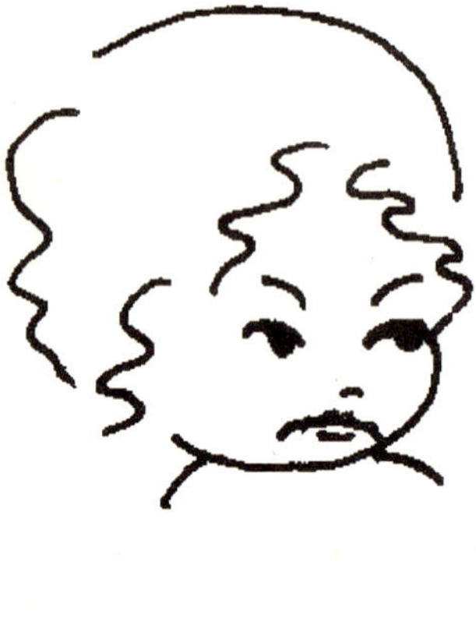

Una cara de risa

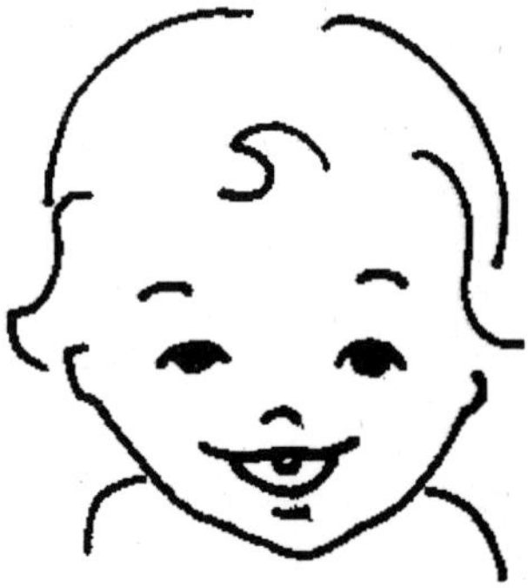

Adivinando los nombres

Éste es un juego muy divertido. Una de nuestras invitadas se sienta frente a las demás y comienza a mencionar las primeras letras de un nombre a fin de que las que escuchan lo terminen correctamente, de no hacerlo, pierden.

Una a una de las damas irán participando y las que adivinen mayor número de nombres ganan. ¡Aquí vamos!

Mari...sela. (Alguien puede decir, María y ya perdió)

Adel...aida. (Si dicen, Adelita, no vale)

Em...manuela. (Pueden decir Emma y no cuenta)

Sa...manta. (Seguramente dirán Sara, pierden)

Ros...a. (La que diga Rosario, sale.)

Mari...a. (Ahora pueden decir Marisela o Marisol y no vale)

Est...rella. (Van a perder diciendo Estela)

Mar...ta. (Tal vez digan, Marcela)

Mir...iam. (Quizá mencionen Mirna, no vale)

Car...mina. (Tal vez digan Carmen)

El juego puede durar según el ánimo que prevalezca y los nombres que vengan a la mente.

En todos los juegos los premios son opcionales y en todo caso simbólicos, hasta una paleta o chocolate cuentan.

A chupar limón

Se le entrega medio limón a cada una de las seis concursantes, a la cuenta de tres empiezan a chuparlo. De lo que trata este juego es que la que no haga gestos será la ganadora.

Este juego es para morirse de risa.

Preguntas capciosas

Ahora pongamos a prueba nuestra capacidad para contestar correctamente las siguientes preguntas engañosas :

¿Qué es un curandero? No, no es un hombre que cura, sino el que le hace mandados al cura.

¿Y qué una carretera? No, no es una autopista, es una señora que hace carretes.

¿Y qué será un barquillo? No, no es un helado en cono, sino un barquito insignificante.

¿Y saben lo qué es un platero? No, no es el que trabaja con la plata, es un señor que hace platos.

¿Y un contador privado? No, no es el que lleva la contabilidad, sino un contador de cuentos que se desmayó.

¿Qué es un boxeador? No, no es un deportista en el cuadrilátero, es un hombre que hace el amor sobre un box spring.

¿Y un sombrerero? No, no es el que hace o arregla sombreros, sino el que hace sombra.

¿Y una sombrilla? No, no es con lo que nos cubrimos del sol, sino una sombra insignificante.

¿Qué significa Papanicolao? No, no es el examen de ginecología, se trata de un papá apellidado Nicolao.

¿Y saben lo qué es una ramera? No, no es una prostituta, es una mujer que corta ramas.

¿Y qué es un embarazo? ¡Exacto!, es el resultado de hacer el "amor" con amor.

En este juego de lo que se trata es divertirse unos minutos, cualquiera de las invitadas hará las preguntas para saber qué responden las demás y, en su caso, corregir la respuesta.

¿Por qué está asustado el bebé?

Une la figurita siguiendo la numeración y las letras y halla la respuesta en la siguiente página.

Te sugerimos que repartas copias entre tus invitadas a fin de que todas participen.

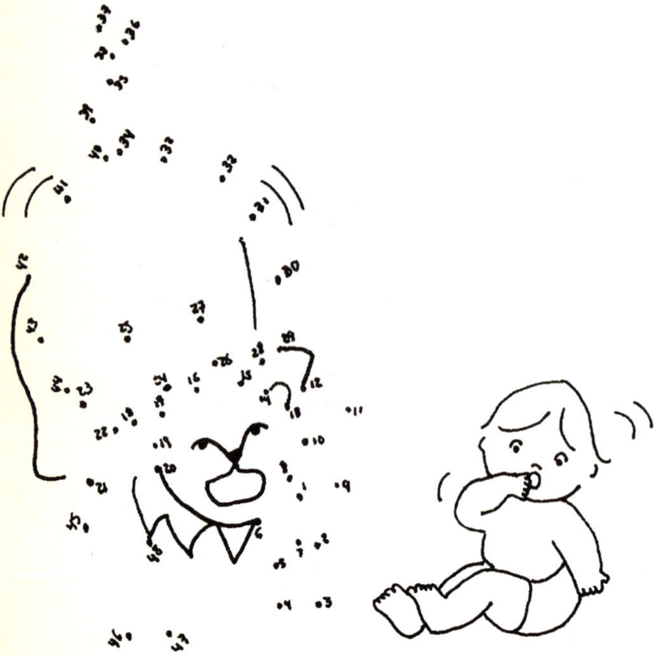

Mira lo que descubrió el bebé

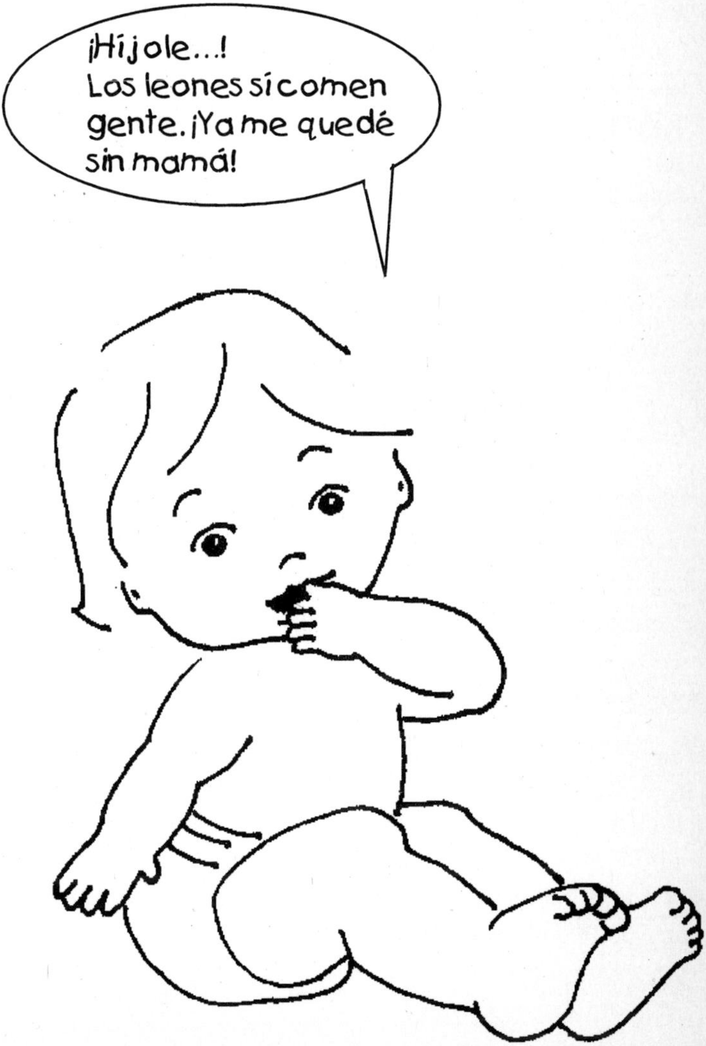

¿Quién es quién?

Este otro juego habrá de resultar muy divertido entre las asistentes al Baby Shower, únicamente tenemos que organizarlo debidamente.

Pues bien, cuatro damas serán seleccionadas para integrar "el árbol genealógico" del nuevo bebé. De esta manera, una la hará de bebé, para lo cual le vendarán los ojos y le pondrán su chupón en la boca.

Las tres restantes serán: la mamá, quien llevará una pequeña barriga; la abuelita, que se pondrá pañoleta cubriendo el cabello, y la bisabuela, que deberá llevar lentes y permanecer sentada.

El juego consiste en que el bebé tendrá que adivinar palpando a sus mayores, quién es mamá, abuela y bisabuela. En su caso de que lo haga atinadamente en dos intentos, recibirá como premio una sonaja. Obvio que la dama que hace de bebé no debe saber quién es quién antes de iniciar la broma.

Adivina qué es

Después del juego anterior, se puede continuar con otro; en este caso se vendan los ojos a la que hizo de mamá y se colocan sobre una mesa objetos como: zapatitos, gorrita, babero, chambrita, ropón, guantes, etc. La participante deberá adivinar, palpándolos, cuál es cada una de ellas.

Las elecciones

Todas las invitadas a nuestro Baby Shower deberán votar para saber si desean que sea una nena o nene el bebé por llegar; los votos los depositarán en una "urna" y ésta quedará sellada hasta el día en que venga el feliz alumbramiento. El grupo que haya perdido deberá ofrecer, posteriormente, al grupo que adivinó un desayuno.

Se entiende que la futura mamá ocultará, si lo sabe ya, el sexo del bebé.

¿Niña o niño? ¿Príncipe o princesa?

Intentemos ahora adivinar si habrá de ser una hermosa muñeca, o un lindo rorro.

En una caja de cartón, previamente decorada con caritas de bebito y bebita (modelos al final), se depositan 50 moñitos, entre rosas y azules. En seguida, cada una de las invitadas, con los ojos cubiertos, deberá sacar uno de éstos, mismos que se irán poniendo por separado. Al terminar de extraerlos el color que predomine, indicará el posible sexo del bebé por nacer.

En cualquier caso las invitadas lanzarán hurras a "ella" o a "él".

Conteo rápido

En una caja decorada (urna) cada una de las participantes depositará su voto. La anfitriona les dará previamente su boleta y todo será en secreto. Con lápiz rojo se anotará "bebita" y con azul la palabra "bebito".

Al terminar la votación se abre la urna. Se cuentan los votos y la mayoría indicará el sexo del bebé. Si ya lo sabe la futura madre, ella decidirá si lo descubre al final del concurso.

En todo caso, para el grupo que haya expresado mayoría, habrá aplausos.

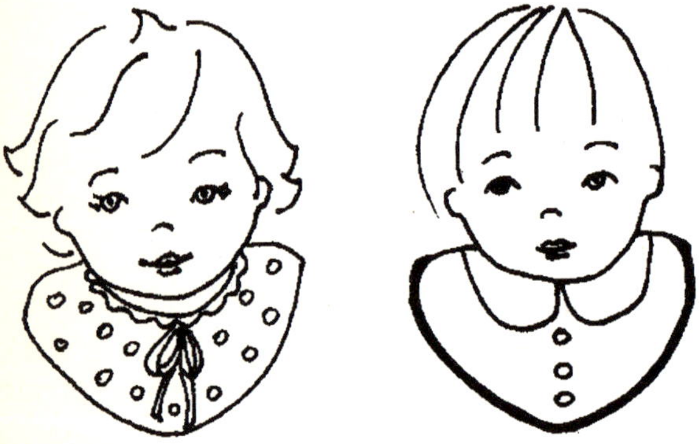

Modelos de caritas para decorar cajas de votación

* Opcional

También puedes decorar las "urnas" con papel fantasía, el cual puedes comprar en papelerías.

¿Con qué letra comenzará el nombre del bebé?

Intentemos ahora con este penúltimo juego encontrar un peculiar nombre al bebito por nacer.

Bien, las participantes, anotarán en un papel el nombre que más les agradaría si fuera niña o el que si fuera niño. En ambos casos se deberá escoger únicamente un nombre, ya sea que empiece con vocal o con consonante, por ejemplo: Adriana, o Jazmín, o Ernesto o Rolando.

En el caso de que resulten mayoría los nombres iniciados con vocal, las perdedoras serán, obviamente, las que anotaron nombres empezando en consonantes, así que para éstas habrá un "castigo": tendrán que mencionar cada una de ellas dos nombres femeninos originales que empiecen con vocal. Lo mismo deberán hacer si pierden las que escribieron nombres que hallan empezado con vocal; Mencionar dos nombres masculinos novedosos que inicien con consonante.

Así con este sencillo y divertido ejercicio, es posible que surja un excelente nombre para el flamante bebé.

Las ganadoras participarán en una rifa por un muñeco de peluche.

¿Sabes vestir a un bebé?

Aquí tenemos el último de nuestros juegos; cada una de un grupo de participantes, deberá anotar en un orden correcto qué hacer y cómo vestir al bebé al terminar de bañarlo, es decir, qué aplicarle y cuál prenda lleva de principio a fin. Las damas que se equivoquen en el orden en que deben vestirlo, no están preparadas para ser mamás, así que, como "castigo", tendrán que cantar en grupo una linda canción de cuna. Para las ganadoras, como en el juego anterior, vendrá la rifa de un muñeco de peluche.

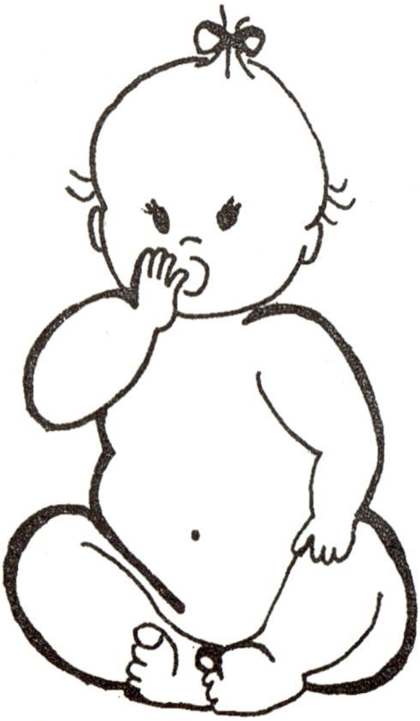

Consejos prácticos para vestir al niño después del baño y algo más.

Una vez que haya terminado el baño del bebé, deberá llevar el siguiente orden para vestirlo.

1. Cubrirlo con una toalla suave.
2. Recostarlo sobre un lienzo de algodón limpio.
3. Secarlo perfectamente.
4. Frotarlo con aceite especial, si el cuerpo se le nota lacerado, o talco si el bebito se halla bien.
5. Colocarle el pañal, preferentemente de tela y, en este caso un fajero.
6. De inmediato su camiseta.
7. Luego el pantaloncito.
8. En seguida calcetines.
9. Posteriormente camisa y chambrita.
10. Ahora los zapatitos.

Estando ya debidamente arropado, tomarlo en los brazos para darle su alimento (siempre es más aconsejable directamente de la madre). En caso de biberón el utensilio deberá estar íntegramente limpio.

Éstos son los pasos básicos después del baño; si se tiene que salir con él, es conveniente cubrir manitas y cabeza, además de protegerlo con un ropón conforme al clima imperante.

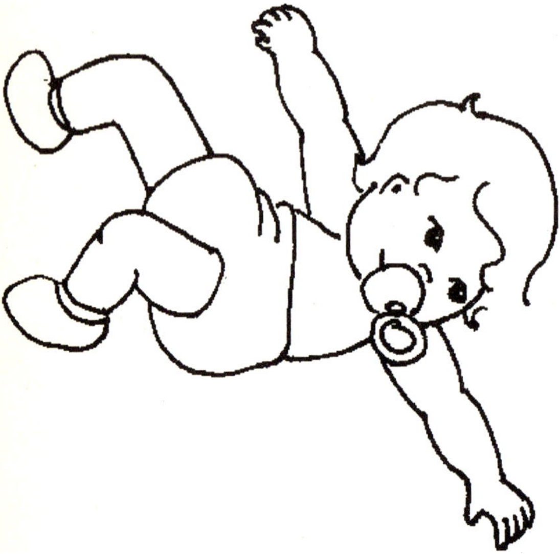

Mamacita:

No olvides mi tarjeta sanitaria para que lleves el control de:

- ✔ Vacunas.
- ✔ Edad.
- ✔ Peso.
- ✔ Estatura.
- ✔ Medicamentos.
- ✔ Alimentación.

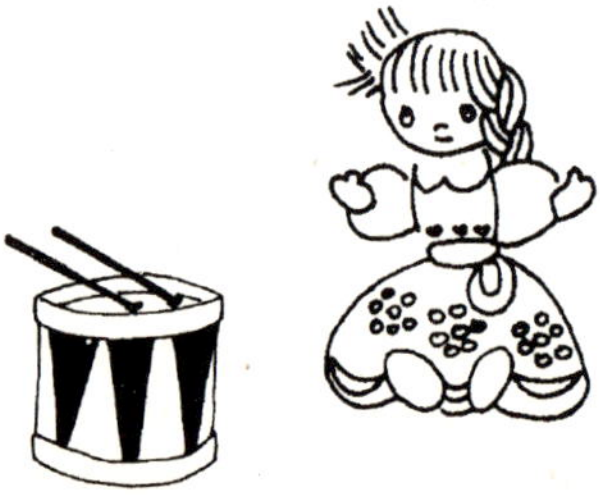

Sugerencias generales.

Tu Baby Shower resultará más acogedor y efectivo si participan en su organización amigas cercanas, creando manualmente todo lo necesario y, realizando igualmente con amor, la decoración adecuada.

Sugerimos entonces lo siguiente:

1. Dibujar caritas muy sencillas sobre cartulina blanca.
2. Colocar globos blancos, azules y rosas en determinados sitios.
3. Algunas prendas de bebé en comercios chicos se encuentran a precio bajo.
4. Hacer las invitaciones a mano también muy sencillas, pero agradables.
5. Los juegos que expusimos pueden seleccionarlos conforme a tu capacidad económica, es decir, realiza sólo aquellos que se faciliten más de acuerdo a tu economía.
6. Igualmente los "premios" pueden generalizarse, o regalar los más apropiados, según tu presupuesto.

Es válido, repetimos, que la anfitriona se consiga una o dos madrinas que dispongan de medios para contribuir con premios y el evento mismo.

Es todo, te deseamos éxito para tu ¡Mágico Baby Shower!, que el bebé venga sano, que sea un niño verdaderamente feliz y que llegue a ser un adulto triunfador en su vida.

¡Adelante!

NOTA: En las páginas siguientes hallarás algunos modelos para decorar la estancia, para invitaciones y unas ideas para bocadillos y postres.

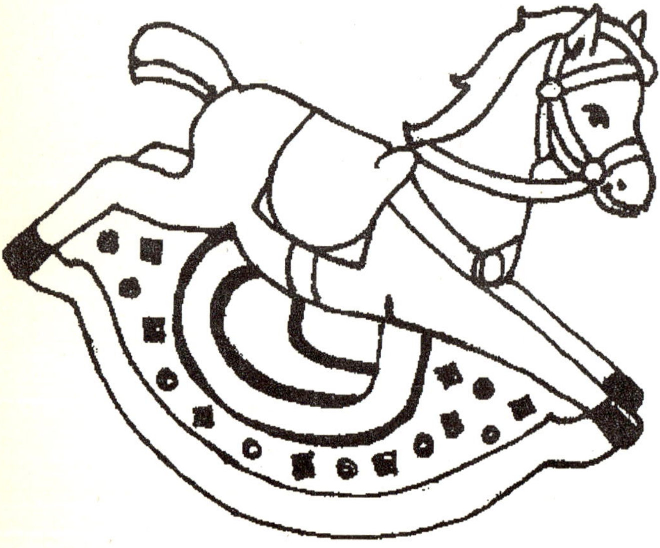

MODELOS PARA DECORAR LA ESTANCIA

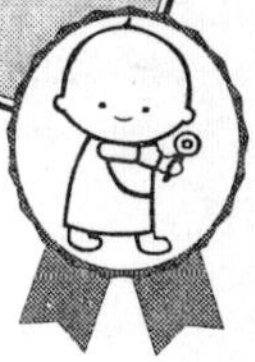

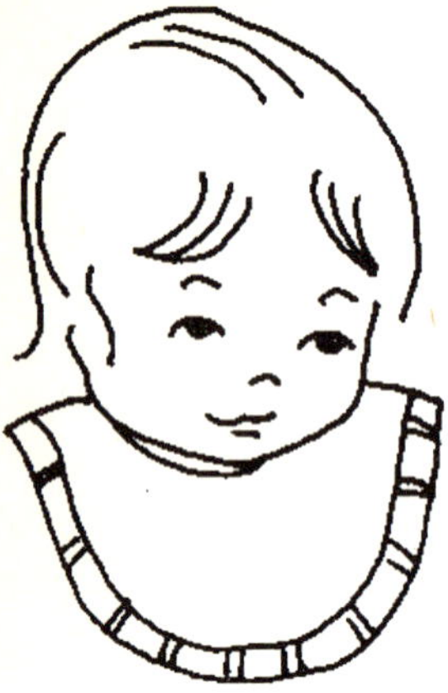

¡Bienvenidas al
Baby Shower!
Rambo.

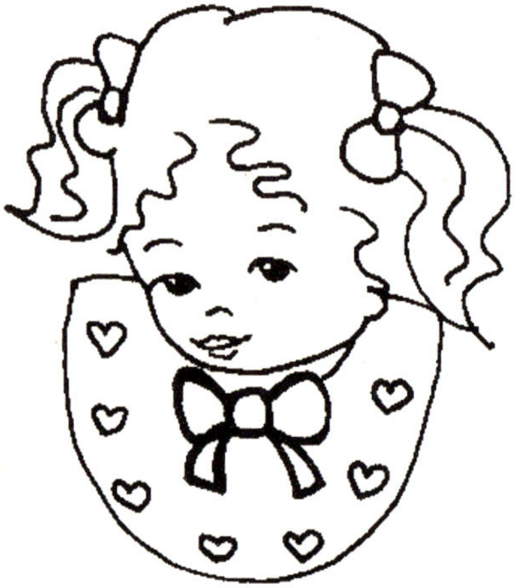

¡Bienvenidas!
Se vale reír.
Dulcinea.

Todos los modelos para decorar la estancia se harán en cartulina holandesa a doble carta.

Iluminarlos así:

* Bebé: Carita rosada, contorno cabello amarillo, baberito azul.
* Bebita: Carita rosada, ojos azules, cabello café, moños rosas.

¿Verdad que soy galán?

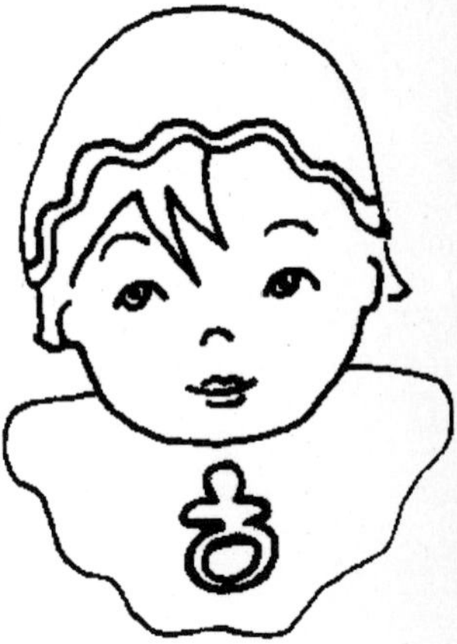

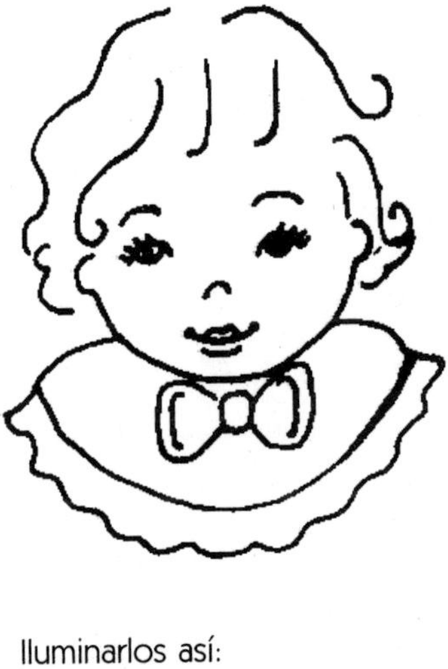

Yo deseaba ser bella, pero no tanto.

Iluminarlos así:

* Bebé: Gorrito azul y rojo, carita rosada, baberito azul y cabello amarillo.

* Bebita: Cabello café claro, carita rosada, baberito rojo.

¡Hola, ya llegó el angelito!

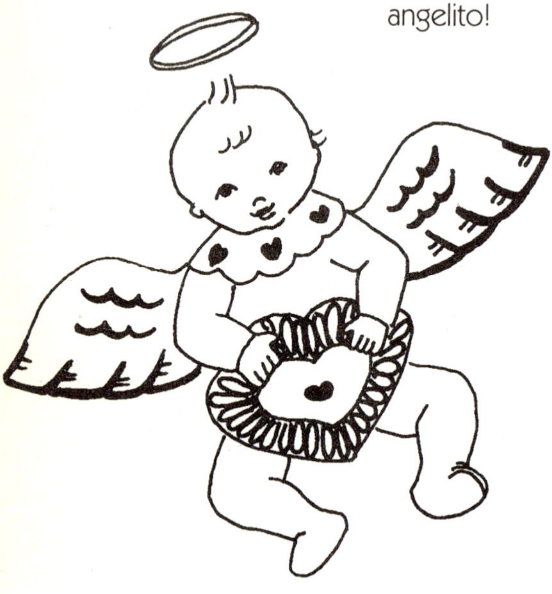

Iluminarlo así:

Ropón azul y rosa pastel, alas doradas o amarillas, carita y manos rosadas, cabello amarillo oscuro.

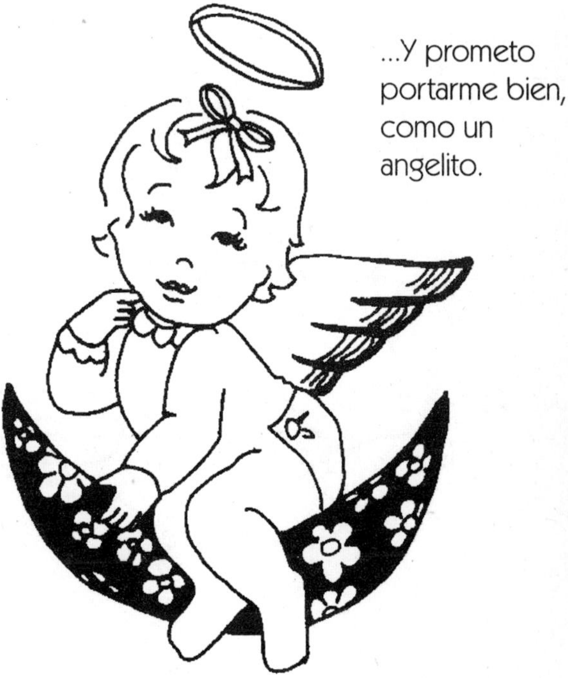

Iluminarlo así:

Ropones azul y rosa pastel, alas doradas o amarillas, carita y manos rosadas, cabello amarillo oscuro.

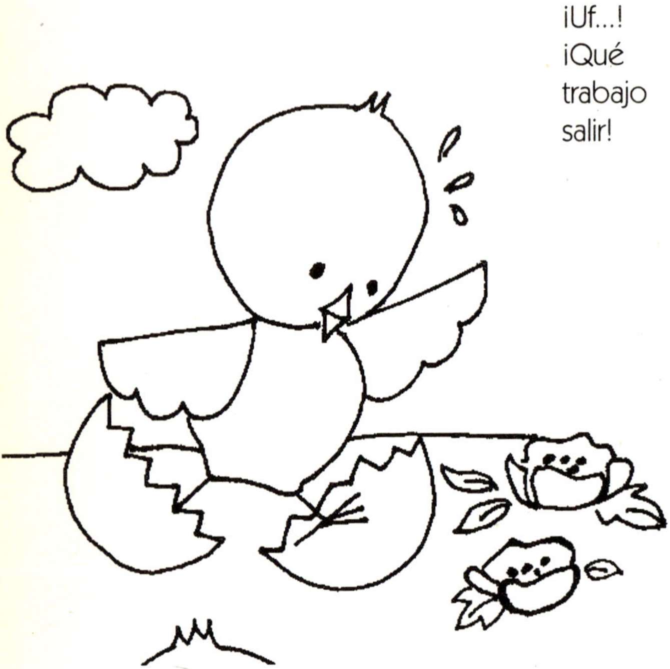

Iluminarlo así:

Pollito amarillo, pico naranja, ojos azules, cascarón azul pastel, flores azul y roja, follaje verde.

¿Ya llegaría
el pollito?

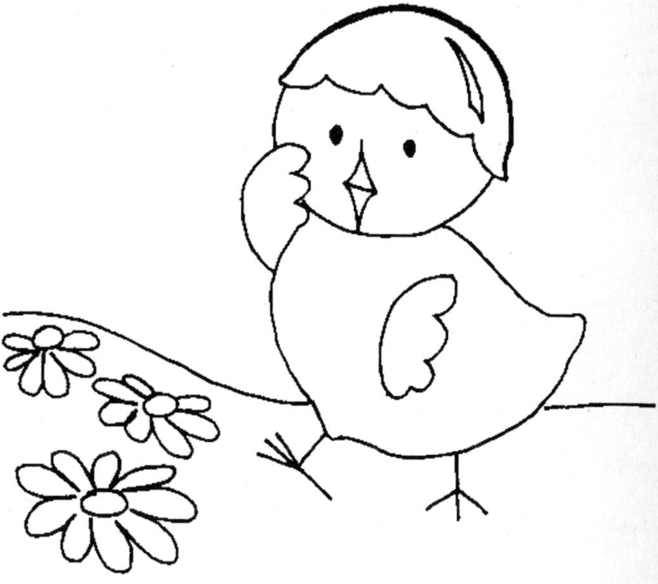

Iluminarlo así:

Gorrito azul y rosa pastel, pollito amarillo, pico naranja, ojo azul claro, flores azul y roja, follaje verde.

¡Ni el Concorde vuela
tan veloz!

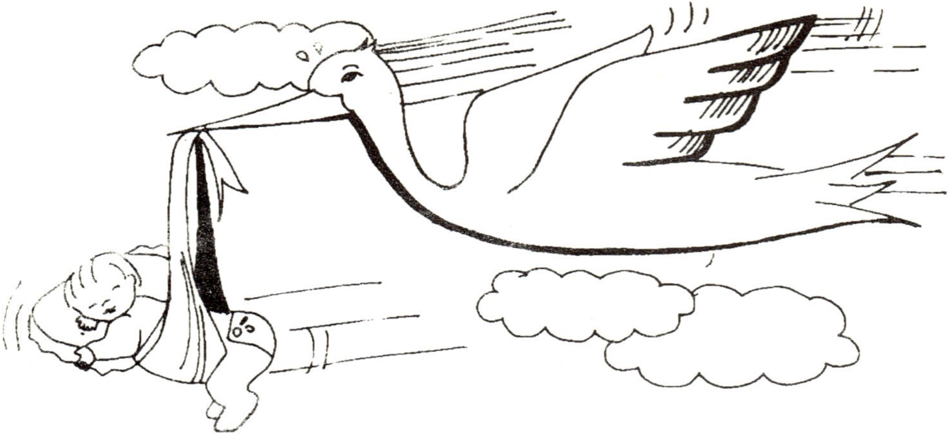

Este modelo se puede elaborar en cartulina de color pastel, rosa, azul, amarillo o violeta.

UNA OPCIÓN MÁS

En determinados sitios puedes colocar algunos de los textos siguientes:

- "Un bebé es como la semilla de un árbol que da fruto"
- "Un bebé es un milagro y una bendición"
- "Un bebé es alegría, frescura, magia, vida"
- "Lloran más los enamorados que los bebés"
- "Sin bebés la humanidad se volvería vieja"
- "Cada bebé es la esperanza de un mundo mejor"
- "Un bebé sólo es un lindo astronauta que viene del cielo"
- "Cada vez que nace un bebé se enciende una estrella"
- "Unos bebés traen su torta, otros su sandwich y algunos todo un supermercado"
- "El bebé es una criatura fabricada con terciopelo, humedad y ternura"
- "El despertador más eficiente es un bebé"
- "Si mamá carga prematuramente al bebé nueve meses, papá debe hacerlo también, posteriormente, otros nueve"

NOTA: Se verá bien que adornes los textos elegidos con moñitos rosas y azules".

MODELOS PARA HACER LAS INVITACIONES

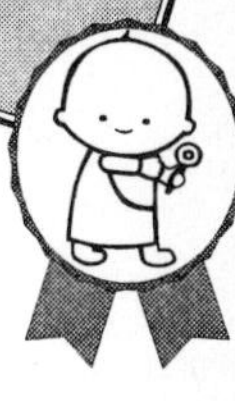

¡Las invito a mi
Baby Shower!

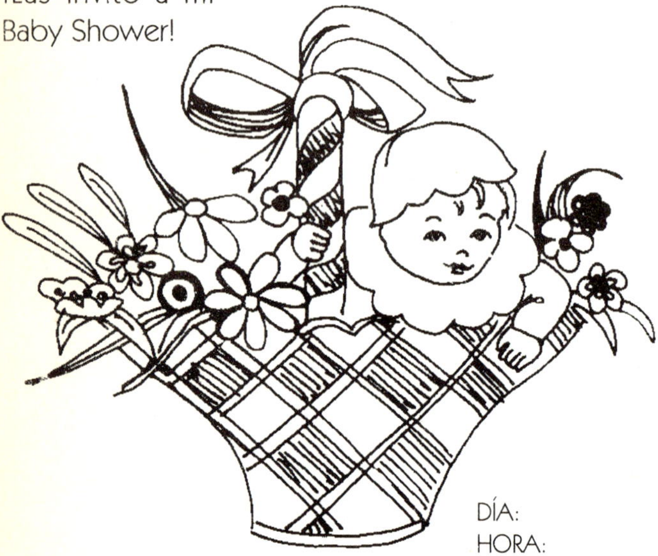

DÍA:
HORA:
LUGAR:

Todos los modelos en cartulina "Opalina Holandesa" tamaño: 12 x 17 cm., el sobre de 14 x 18 cm. (A los sobres se les pueden aplicar pequeños motivos adheribles que venden en papelerías)

Iluminar así:

Sombrero azul y rosa, carita rosada, cabello rubio, ropón rosa, cuello y flores azules, canastita amarilla.

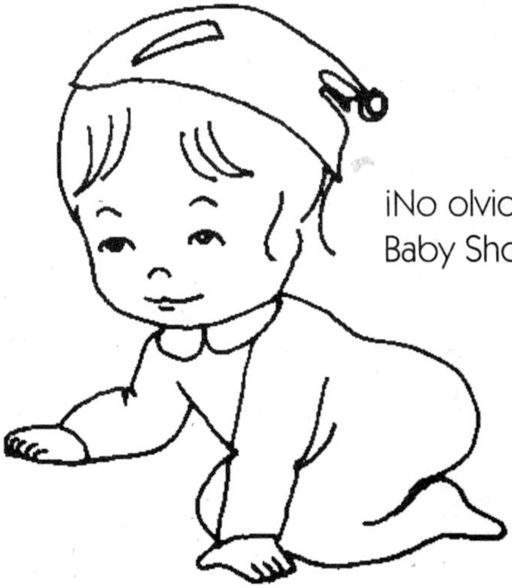

¡No olvides mi
Baby Shower!

DÍA:
HORA:
LUGAR:

Iluminar así:

Gorrito en azules, cuello y ropón en rosas y azules o amarillos, carita y manos rosadas, cabello café.

¡Te espero en mi Baby Shower!

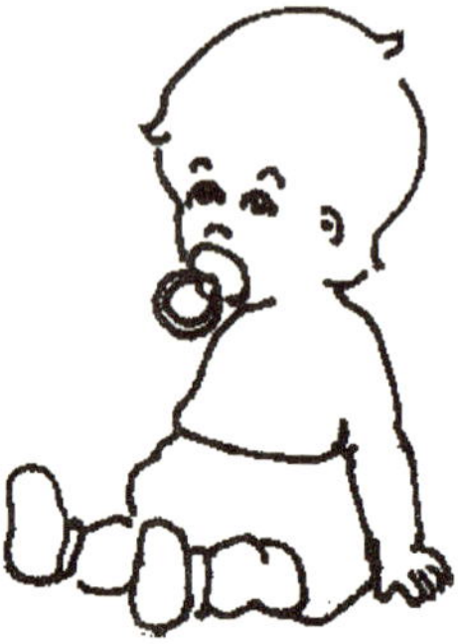

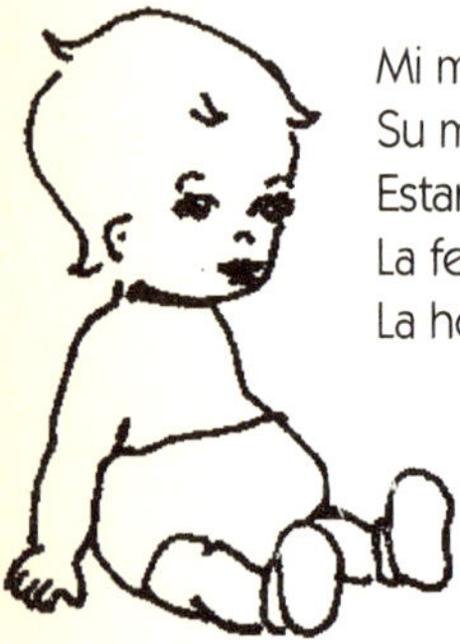

Mi mami es:
Su madrina:
Estaremos en:
La fecha:
La hora:

Tendré para ti mucha alegría,
y habrá bocadillos, postres,
café, refrescos... mucha risa
y una estupenda convivencia

¡NO FALTES, QUERIDA AMIGA!

Estos modelos son sencillos de hacer para tus invitaciones.

Puedes sacar copias y obsequiarlas en papel fantasía con un sobre. Ilumínala en colores pastel.

Todo lo que hagas manualmente tiene más valor, se aprecia mejor. Haz todo lo que te sea posible en casa apoyada por una o dos amigas.

MI
¡BABY SHOWER!
SERÁ FANTASTICO

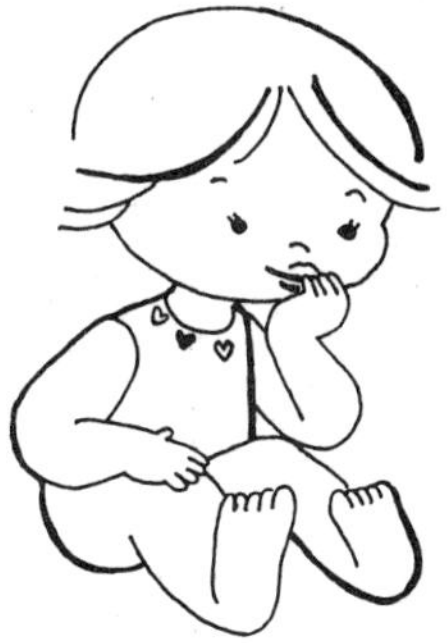

El día:
La hora:
El mes:
Lugar:
Mamá es:
Su madrina:

¡TE ESPERO!

¡Ven, te vas a divertir mucho conmigo!
Jugaremos, tomaremos café, refrescos, ricos bocadillos y helados, postres... ¡de todo!
¡Habrá sorpresas y premios de concursos!

IDEAS PARA BOCADILLOS Y POSTRES

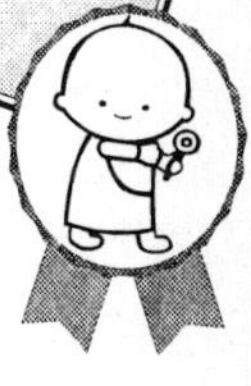

Bocadillos

"El dandy"

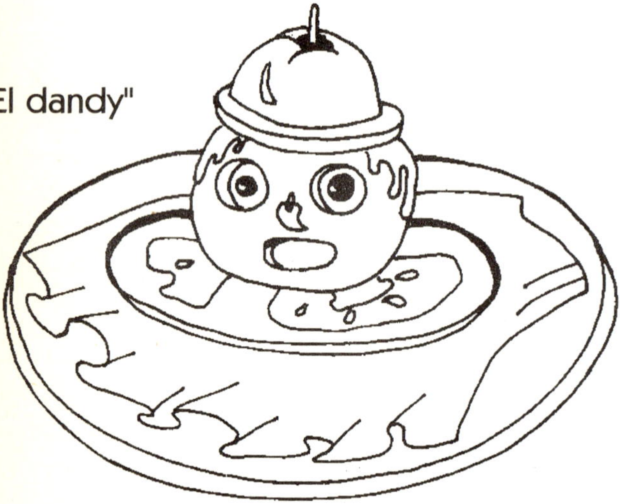

Se necesitan:

- Plato para servirlo
- Hoja de lechuga romana
- Albóndiga cocida
- Rebanada de jitomate grande
- Dos huevos cocidos para rebanar
- Dos rebanadas de queso blanco
- Dos trozos de queso para sombrero y boca
- Un chile verde
- Aceituna negra partida en dos
- Palillos (mondadientes)
- Medio jitomate para bonete sombrero

Se elabora así:

Se coloca sobre el plato la hoja de lechuga. Al centro de ésta la rebanada grande de jitomate. Ajustada con palillo se coloca la albóndiga. Dos rebanadas de queso serán los ojos y encima las mitades de aceituna. El chile verde como nariz. Un trozo de queso sobre la albóndiga y, sobre éste, medio jitomate para completar el sombrero, fijado con palillo. Un trozo más de queso hará la boca. Se ponen rebanadas de huevo cocido sobre la lechuga para adornarlo.

* Podemos poner sobre la albóndiga un poco de mayonesa o crema y que escurra un poco para que parezca peluca.

"Mariposa"

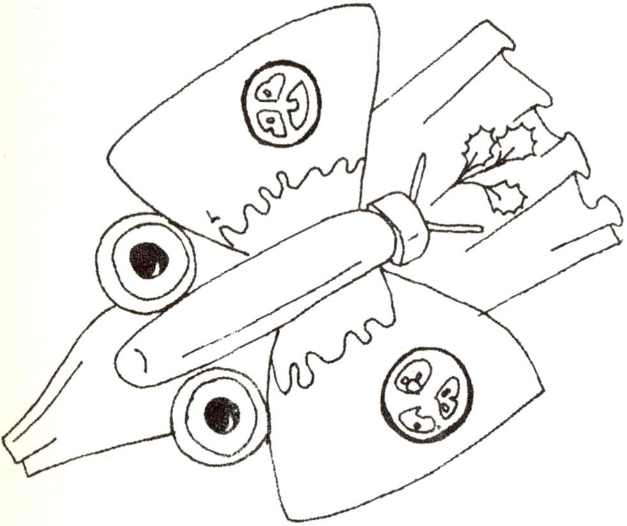

Éste es un excelente bocadillo para servir en tu Baby Shower, muy vistoso y original. Debes elaborarlo con verdadero gusto a fin de que te resulte estupendo y sea la delicia de tus invitadas. Es en verdad muy sencillo y económico.

Se necesitan:

- Plato para formar figura
- Servilletas
- Hoja de lechuga grande

Salchicha
Trozo de queso panela
Dos palillos (mondadientes)
Dos rebanadas de jamón
Dos galletas habaneras
Dos rebanadas de mortadela
Dos rebanadas de jitomate
Una ramita de perejil
Mayonesa o crema
Dos aceitunas

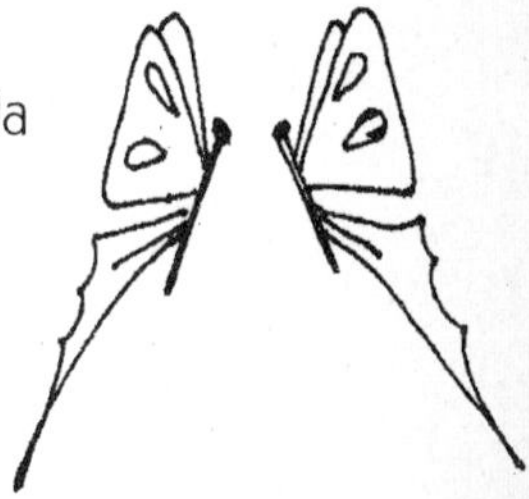

Se elabora así:

Colocar sobre el plato la servilleta, en seguida la hoja de lechuga y, sobre de ésta, la salchicha que hará la oruga o cuerpo de la mariposa. Como cabeza se coloca el trozo de queso fijado con un palillo. En los extremos del queso dos palillos los que simularán antenas. Dos rebanadas de jamón harán las alas y sobre de éstas, dos rebanadas de jitomate rojo. Dos galletas habaneras para las alitas posteriores y, sobre de éstas, las rebanadas de mortadela; encima de la mortadela las aceitunas.

Sobre las alas de jamón, junto a la salchicha, poner mayonesa o crema.

Si lo deseas, puedes colocar alrededor de la lechuga unas cerezas.

La ramita de perejil adornará la cabeza.

Postres

"Arlequín"
¡Un helado feliz!

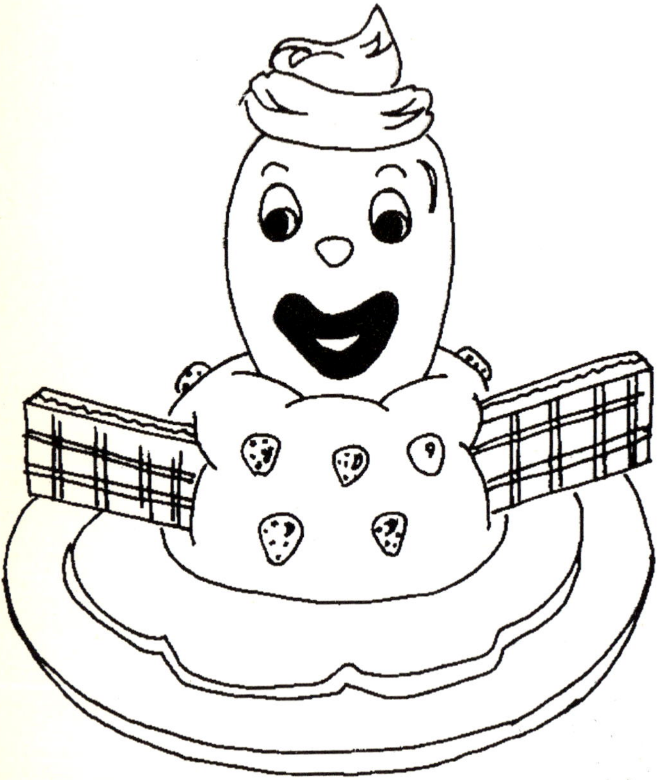

Se necesitan:

Un plato
Una servilleta
Una galleta grande o polvorón
Ración de helado al gusto
Dos galletas largas para brazos
Gomitas de dulce en colores
Crema chantilli
Un bombón o malvavisco
Un cascarón de huevo blanco

Se elabora así:

Colocar el plato y la servilleta encima. Sobre ésta la galleta o polvorón al centro. Servir nieve en la galleta. Adornarla con gomitas y colocar las galletas que simularán los brazos. Encima de la nieve el cascarón decorado con plumón. Arriba un poco de chantilli para colocar el bombón como sombrerito.

*También puedes utilizar yoghurt en vez de chantilli.

"Payasito"

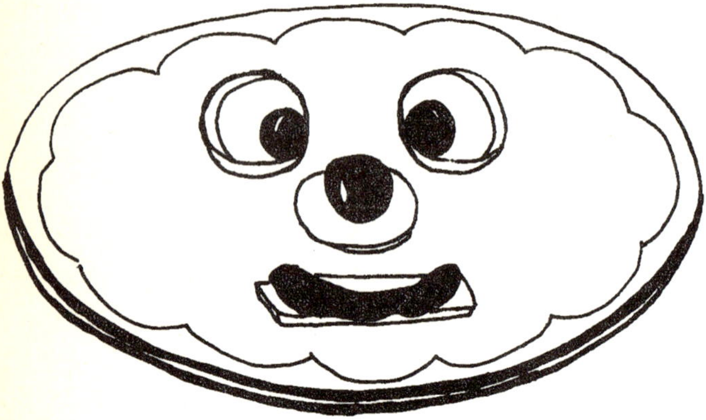

Se necesitan:

Un plato
Un servilleta redonda
Tres galletas marías
Una galleta rectangular
Crema chantilli
Dos uvas negras
Una ciruela roja
Mermelada de fresa

Se elabora así:

Colocar la servilleta sobre el plato.

OJOS: Dos galletas, una para cada ojo. Chantilli encima y, sobre ésta, una uva.

NARIZ: Una galleta, chantilli encima y, arriba, una ciruela.

BOCA: Galleta rectangular y, sobre ésta, mermelada de fresa.

* También puedes utilizar yoghurt en vez de chantilli.

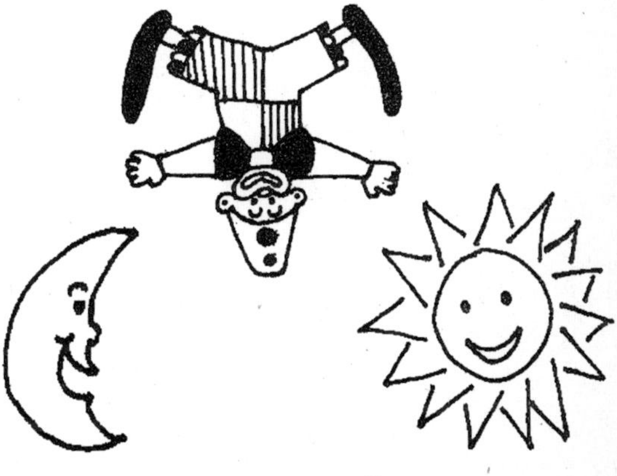

ASTROLOGÍA PARA EL BEBÉ

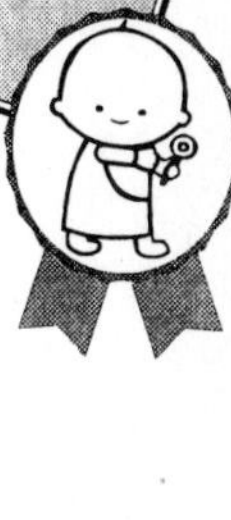

Astrología para el bebé

Si te atrae el zodiaco, aquí exponemos una breve relación de los signos, para que consideres lo que a tu bebé concierne.

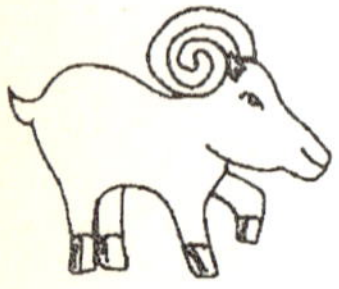

ARIES. Primer signo del zodiaco indica a los guías, líderes, caudillos y gobernantes. (Marzo 22 a 20 de abril)

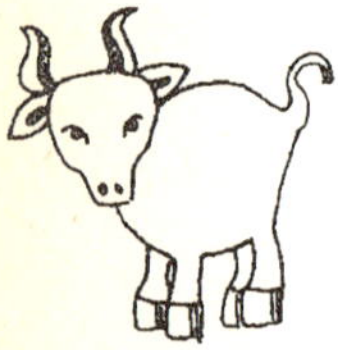

TAURO. Es signo apasionado, pero tierno y amistoso; es afectivo y pasional, pero poco expresivo. (Abril 21 a mayo 21)

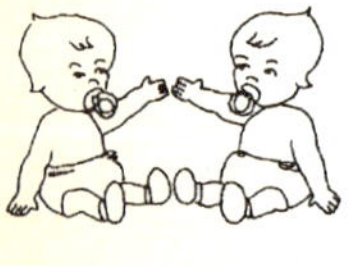

GEMINIS. Enigmáticos, sorpresivos, impredecibles. Se mueven hacia adelante, atrás, arriba, abajo; alegres, pensativos, en fin... (Mayo 22 a junio 21)

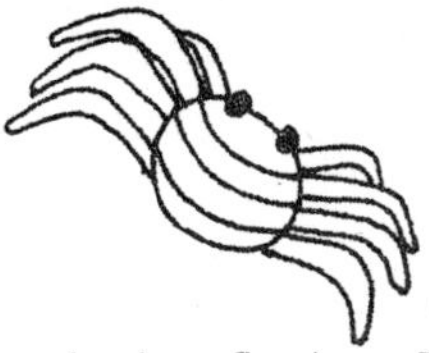

CANCER. Amoroso en grado extremo, leal, reflexivo. Es además, tenaz y persistente en sus ideales. (Junio 22 a julio 23)

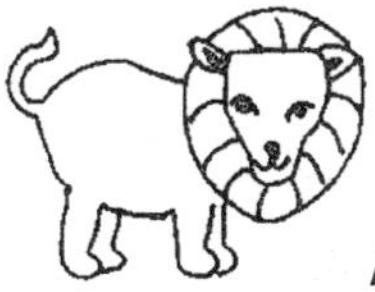

LEO. Quinto signo zodiacal, gran habilidad para mandar y organizar, en ocasiones se tornan dominantes y arrogantes debido a su elevada capacidad de mando. (Julio 24 a agosto 23)

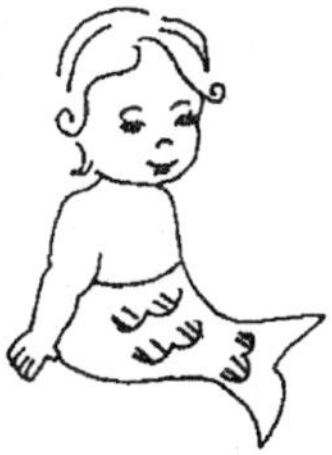

VIRGO. Intelectual, poco emocional, muy práctico. Mucha lógica en su relación con los demás y ante ellos. Claro en sus pensamientos, desconoce la timidez y la pena. (Agosto 24 a septiembre 23)

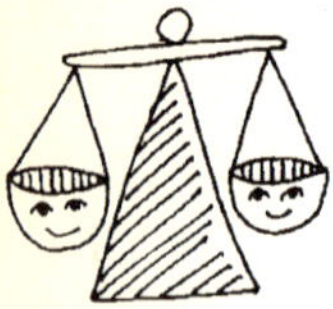

LIBRA. Excelentes guardianes de las buenas costumbres y la honradez; imparciales y nobles; sinceros, no soportan la hipocresía. Equilibrados en todo. (Septiembre 24 a octubre 23)

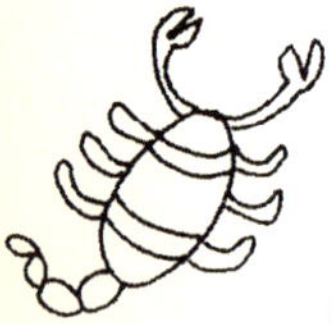

ESCORPIÓN. Capaz de control y dominio sobre los demás, en cualquier campo de actividad puede triunfar debido al control y autoanálisis. En ocasiones se presenta agresivo y pasional. (Octubre 24 a noviembre 22)

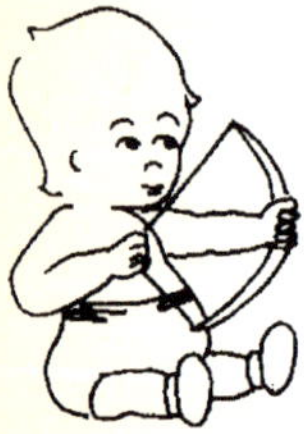

SAGITARIO. Difícil de ser influenciado; tranquilidad. Pacifista y muy propenso a ganar fama, dinero y reconocimientos. Visionario. (Noviembre 23 a diciembre 22)

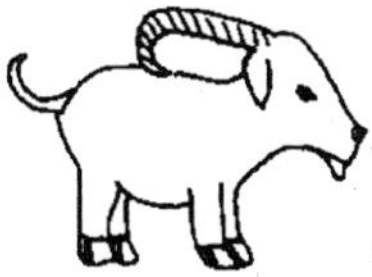

CAPRICORNIO. Inestabilidad en el afecto y en el amor, muy prácticos y poco sentimentales. De enorme magnetismo personal, pueden conseguirlo todo, dado que son mayormente materialistas que espirituales. (Diciembre 23 a enero 20)

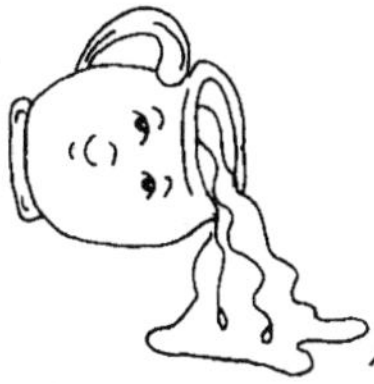

ACUARIO. Con enorme sentido de autoestima, jamás se dejan intimidar. Idealistas, sencillos, difíciles de conocer, pero amantes de la humanidad. De excelente carácter y poco aprensivos. (Enero 21 a febrero 19)

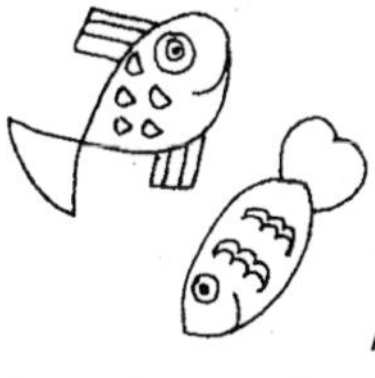

PISCIS. Amantes de la naturaleza, leales y honrados. En extremo confiados con sus semejantes. Admiran la belleza y son muy optimistas. (Febrero 20 a marzo 21)

PARA REÍR MÁS EN LA FIESTA

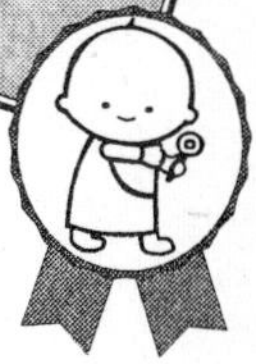

¡Vamos a la recta final con chistes rápidos!!!

¡Aquí va el primero de los últimos!!!

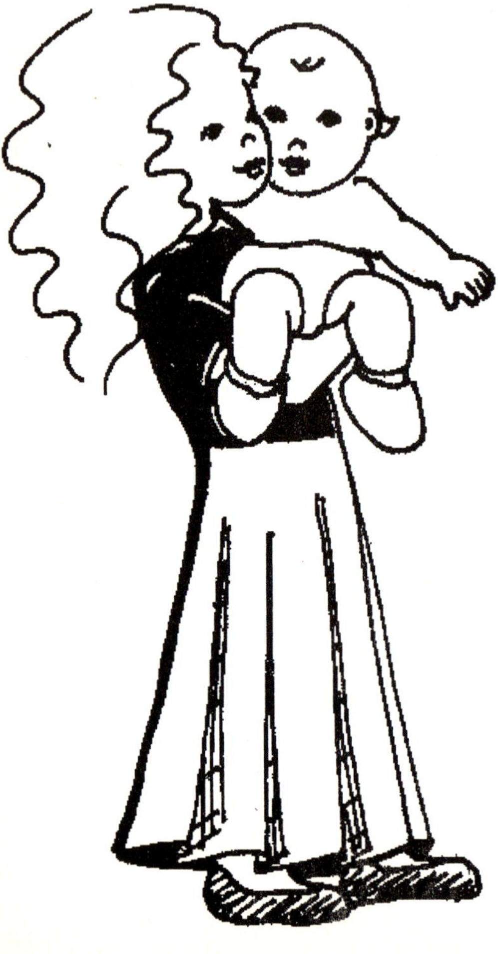

PRECOZ

Un niño le dice a papá:

—Fíjate, papi, le pregunté a la sirvienta que si sabía de dónde venían los niños, y me contestó que de las plantas, como las flores... ¡Pobrecita!, ¿le decimos la verdad o la dejamos que se muera hecha una idiota?

RAZONES

—Tengo dos razones para no casarme contigo, Paco.

—¿Cuáles son?

—Rosita de dos años y un embarazo de tres meses.

LAS TOMADAS

—¡Que alegría, muchachas, me tomé un Cinzano y me siento de maravilla!

—En cambio a mí "me tomó" un malsano y ya me empezaron los mareos.

¡MILAGRO!

—Estoy muy preocupada porque voy a tener otro bebé...

—Pero cómo, Laurita, si tu marido está operado y ya no puede embarazar a nadie.

—Por eso estoy tan preocupada...

TRES PALABRITAS

—¿Cómo lograste embarazar a tu esposa, tan renuente a tener hijos como cualquier francesa moderna?

—Le quité de la cabeza eso de "Libertad, igualdad y fraternidad" y la convencí de que era mejor: "Fertilidad, embarazo y maternidad".

DE COLORES

—¡Lindos ojos de su bebé, señora!, grandes y verdes.

—Gracias, doctor, yo también los tengo verdes, pero me los quité para el parto.

PROFESIONAL

—No comprendo por qué no puedes embarazarte hija...

—Es que mi marido no quiere tocarme, mamá, dice que si deseo que me toquen algo, que contrate una orquesta, porque él es escritor, no músico.

LA SIRVIENTA

—Ya te digo Chona, en esta casa no existen niños, así que hay mucha tranquilidad.

—Hasta orita, siñora, porque yo vengo embarazada.

LE ENCANTO

—No está bien que critiquen a Rosaura por ser atrevida y quedar embarazada después de tener un tropiezo.

—Lo que pasa es que ella desde que se tropezó no se volvió a levantar, con éste van siete hijos.

TRAMPOSO

—¡¿Volviste a embarazar a tu señora?!

—Sí, a pesar de los años la sigo viendo hermosa, claro que hago trampa; me quito los lentes.

SOLUCIÓN

—¡Estoy angustiadísima!, no puedo conseguirle padre al hijo que voy a tener...

—Haz lo que hice yo; coloca un aviso que diga: "se renta cama con dama".

VIAJERO

—A ver, Chela. explícanos; ¿cómo está eso de que el bebé que vas a tener los acompañó en su viaje de bodas? ¿A poco se "adelantaron"?

—No, cómo crees, lo que quise decir, es que fue con su papá y regresó conmigo...

DESMEMORIADA

—¡Que bueno que te encuentro, Adela!, mi bebé no tarda en nacer y quiero que seas madrina de bautizo.

—¡Con mucho gusto, Carmen! ¿Le pondrás el nombre de su papá?

—Pues eso quisiera, pero no recuerdo cómo se llamaba.

IMPERCEPTIBLES

—¡Qué pena me da, llegó mi Baby Shower y estoy llena de espinillas!

—No te preocupes, Jimena, apenas se te notan...

—¿En serio?

—Bueno, desde un avión.

A MEDIAS

—¿Y cómo fue que te embarazaste, Lolita, si jurabas que jamás lo harías?

—Es que Toño me invitó a tomar una medias de seda y después de tres perdí las de "nailon".

ADIVINO

—Hace un año predije a mi mujer que tendría un bebé.

—¿Y lo tuvo?

—¡Al día siguiente!

¡SE AHORCÓ!

—Estoy segura de que ya me embarazaste.

—No seas ilusa, sólo los necios y estúpidos dicen, ¡estoy seguro!

—¿Tú crees eso?

—¡Estoy seguro!

TRAGONA

—¿Qué tal estuvo el Baby Shower, mi amor?

—¡Divertidísimo!, hubo antojitos y postres en abundancia, pero la pobre de Maruca comió tanto, que tuvo que cortarse las pantimedias para poder quitárselas.

EL FAX

Una joven estudiante transmite el siguiente fax a su mamá:

—¡Salí embarazada, prepara a papá!

La madre de inmediato contesta:

—Papá preparado, prepárate tú.

MATEMÁTICO

—¿Por qué le dices "la Nueve" a tu esposa?

—Porque la embaracé antes de contar diez.

SEGUNDO INTENTO

Un joven de 15 años, hijo único, comentaba a su compañera de clase:

—No entiendo para que papá embarazó a mamá otra vez, me parece que conmigo era suficiente.

—Bueno, a lo mejor desean corregir su primer error.

ATEO

—¡Júrame por Dios que ya estás embarazada!

—Para qué si tú no crees en Dios...

—Pero tú sí, necia.

SUEGRAS

—¿Qué tal se portó tu suegra cuando hablaste con ella respecto a tu embarazo?

—Tan sutil como un choque de trenes.

AROMAS

Ya embarazada, la dama era rechazada por su marido, así que cierta noche, muy coqueta le dijo:

—¿Qué te parece mi nuevo perfume, Carlos?

—¿Perfume?, parece que te estalló una tlapalería en el cuerpo.

PRECISIÓN

—Dame una definición de "Electricista".

—¡El único hombre que da a luz!

NORTEÑOS

—¿Qué pasó, Nicomedes, por qué no has embarazado a Jacinta?

—¿Pos qué se puede, apa? yo creía que era señorita...

LA RAZÓN

—¡Qué pena Fernanda!, tan joven y llena de canas, ¿a qué se debe?

—A que mi mamá se preocupó mucho cuando le dijeron que estaba embarazada y no sabía de quien...

REPETIDO

—Oye, Pamela, no entiendo por qué si ya tienes una nena llamada Inés, vas a bautizar a la nena que va a nacer, también con el nombre de Inés...

—Porque ésta fue... ines... perada.

EMBARAZADITA

—Seis meses después del casamiento, la mujer pregunta a su marido:

—Mi amor ya no me entra este vestido, ¿por qué será?

—Simple aritmética, querida. 48 no cabe en el 36...

EL INVENTOR

En la maternidad se escucha un grito:

—¿Dónde está ese famoso Tomás Alva Edison?

—Inventando el foco eléctrico, doctor.

—Pues díganle que por lo pronto, su mujer ya "dio a luz".

DE PRISA

—Ya supe que te casaste y no tuviste la atención de invitarme a tu boda.

—Es que me casé de urgencia.

—¿Y en cuál templo fue la boda?

—Cuando te casas de urgencia no se habla de templo, sino de maternidad, amiga.

LA ENFERMITA

—¿Te acuerdas, Julieta, de Leonorilda, la que decía que tenía hidropesía?

—¡No me vayas a decir que murió!

—No, pero ya tuvo su "hidropijito".

INOCENTE

Una nena de siete años le dice a su mami:

—Mamá, voy a tener un bebé.

—No seas tonta, niña, ¿por qué vienes a decirme eso?

—Porque me caí en la escuela y un niño se empezó a reír.

—¿Y qué tiene que ver eso conque vas a tener un bebé?

—Pues tú me has dicho que yo nací porque un señor se burlo de ti.

PROLÍFICA

—¿Eres casada?

—Si, siñora; y con todas las de la ley, es decir; con cura y con guajolote.

—¿Con prole?

—No, siñora, con Pancho.

—Prole significa hijos, tonta.

—¡Ah, caray!, pos sí tengo, dos prolos y una prola que va a nacer.

MAYORISTA

—Oye, Arlette, ¿te enteraste de que Mariana se compró 20 vestidos y 30 pares de zapatos?

—Si, así es ella de exagerada; acaba de dar a luz triates con su sexto marido.

EXPLICACIÓN

—Malenita, perdona mi ignorancia, pero el médico me dijo que necesitaré una cesárea, ¿qué significa eso?

—No es más que una salida de emergencia.

LABIOSO

—¡Eres un encanto, eres una mujer ideal, eres divina!

—Gracias, ahora debes saber que voy a tener un hijo tuyo.

—¡Eres una mentirosa!

PITONISA

—Veo claramente en mi bola de cristal que vas a tener un bebé.

—¡Eso es evidente!, lo que me urge saber es de quién...

SECRETARIAL

—¿Es verdad que de secretaria pasaste a ser la esposa del jefe?

—Pues sí, y según el ultrasonido voy a tener gemelitos.

—O sea, original y copia...

¡IDEAL!

—Oye, amor, ahora que al fin me embaracé, como premio quiero que me lleves a un retiro en donde todo sea calma absoluta, silencio total y paz espiritual.

—¿Y en qué lugar has pensado?

—¡En Las Vegas!

EN ARMONÍA

—¿Será verdad que los tapatíos no se llevan bien con los chilangos?

—Eso es falso, acabo de enterarme de que un tapatío y un chilango comparten felices a una linda mujer...

—¿Cómo de que la comparten?

—Así es, uno la embarazó y el otro adoptó al niño.

ELECTRÓNICA

Una joven campesina que trabaja como sirvienta en una casa en donde constantemente se habla de celulares, computadoras y fax, va de vacaciones a su rancho y, a punto de tener su primer hijo, grita asustada a su marido:

—¡Pancho, tráeme pronto papel porque me está llegando un fax!

AGITACIÓN

—¡Estoy muy emocionada porque voy a tener un bebé!

—¿Es la primera vez?

—No, ya he estado emocionada antes.

DESCORTESÍA

En un vagón del tren metropolitano, una dama exclama sumamente molesta:

—¡Parece increíble que ya no existan hombres que cedan el asiento a una mujer embarazada!

—No diga usted eso, señora, siéntese aquí...

—¡Gracias jovencito!

—Y...cuánto tiempo lleva embarazada?

—Hace media hora, pero quedé agotadísima.

DE COLORES

—En una ranchería, la comadrona pregunta extrañada a la campesina:

—¿Oye, Juana, si tú eres prieta, por qué piensas que tu muchachito tendrá ojos azules?

—Mesmamente porque mi niño es mitá otomí y mitá ingeniero francés.

RESPUESTA LÓGICA

Durante el Baby Shower una de las invitadas pregunta a la anfitriona:

—Oye, Chela, ¿y por qué le llaman "alumbramiento"?

—Pues será porque después de nueve meses, el bebé abandona la oscuridad.

¿QUÉ FUE?

En la maternidad, el padre del recién nacido, pregunta al obstetra que tiene fama de bromista:

—Doctor, ¿qué fue, niño o niña?

—Si dentro de dos minutos no ladra, es niño.

LAS CHAVAS

Dos jóvenes y guapas empleadas bancarias, charlan durante un descanso.

—¿Qué te sucede, Elisa? te noto preocupada...

—Es que el médico me informó que mi bebé nacerá durante la primera semana de abril.

—¡Oye que felicidad!

—¿Felicidad?, mi boda es hasta septiembre...

¡VA POR EL 18!

Una mujer, madre ya de 17 hijos y embarazada para el 18, es entrevistada en televisión:

—¡Increíble que ya tenga usted 17 hijos, señora!

—Pues así es, don Jacobo, todos varones, por cierto, los 17 se llaman igual, Carlos, lo mismo el que viene, se llamará también, Carlos.

—¡Caramba!, ¿y cómo sabe quién es quién cuando los llama? ¿cómo los distingue?

—Por los apellidos.

¡OTRA IGUAL DE BRAVA!

Lo siguiente sucedió durante un censo de población:

—Bien, señora mía, usted se llama María Pérez, ¿y al hijo que espera, qué nombre le pondrá?

—José Sánchez, Rodríguez, Sandoval, Ortíz, Díaz, Pérez, Duarte, de la Vega, Martínez, Vargas.

—¡Diez apellidos diferentes llevará su hijo! ¿Por qué?

—Porque todos mis vecinos son hombres solteros y no se a quien de ellos cargárselo.

RESPUESTA ILUMINADA

Durante un parto en vivo y a todo color, la paciente pregunta al obstetra:

—Doctor, ¿por qué a esto le llaman "alumbramiento"?

—Simplemente porque después de nueve meses, el bebé está abandonando la oscuridad.

TERMÓMETRO

Después de examinar al recién nacido, el médico le informa a la madre:

—Felicidades, señora, su bebé está muy sano.

—¿No tiene nada?

—Bueno, sí, tiene 36° de temperatura y 45° de humedad.

EDUCADOS

A los quince meses de embarazo, una dama pregunta al obstetra cuál es la causa de tan increíble retraso, por lo que el especialista decide realizar un ultrasonido y sorprendido observa y escucha a unos gemelitos que, muy tranquilos y educados discuten:

—Anda, hermano, te digo que salgas tú primero, ya tenemos más de seis meses alegando lo mismo.

—De ninguna manera, ya te dije que salgas primero tú, o aquí nos quedamos.

EL ESDRÚJULO

—Oye, Javiera, ¿es verdad que ya viene tu décimo bebé?

—Ay, sí... y eso que mi marido es el más tímido, anémico, incómodo y frígido de los hombres.

EL APOCADO

Oído en un Baby Shower:

—Te aseguro que el bebé que esperas será un niño muy hermoso, Mayela.

—Gracias, Paquita, y si mi marido no fuera tan tímido, el niño ya iría a la escuela.

¡FIESTÓN!

—¿Para cuándo esperas a tu bebé, Cuquita?

—Vendrá durante la primera semana de diciembre.

—¿Y tú, Lolita?

—Igual, para la primera semana de diciembre...

—Tú, Toña, ¿también lo esperas en la primera semana de diciembre?

—No, yo no fui a esa fiesta de Mary.

EL INÚTIL

—Oye, mami, ¿Dios nos da el pan cada día?

—Así es, nena.

—¿Y Santa Claus trae los juguetes?

—Sí, mi amor...

—¿Y el bebé que esperas lo traerá la cigüeña?

—Así es.

—¿Entonces papá para qué sirve?

AVES PICUDAS

Tres activas cigüeñas hablaban acerca de sus respectivas entregas:

—Pues yo —decía una de las tres aves—, dejé al bebé con una familia de millonarios, así que será muy feliz.

—En cambio a mí me tocó dejarlo con una campesina, espero que no muera de hambre. ¿Y a ti qué tal te fue, picuda amiga?

—Yo honradamente, no entregué nada, ¡pero qué susto le saqué a una monja!

INCREÍBLE

Pasados ya tres años de su boda y, preocupada por no poder concebir, una linda señora llega con su médico...

—Doctor, estoy muy angustiada, voy a cumplir ya cuatro años de casada y aún no he podido embarazarme.

—¡Y eso que se llama Concepción Segura!

PRECAUCIÓN

Dos amigas platican animadamente...

—¿Y cómo es tu nueva vecina, Marilú?

—Muy buena y comedida, además de sincera; dice que como es muy fea, ahora que tenga a su bebé, para no asustarlo, en vez de darle el pecho le dará la espalda.

SULTANES

En una maternidad de Arabia Saudita, el médico le informa al Sultán:

—Vea usted, señor, las primeras tres filas de bebés son suyos.

ESTÉTICA

Comentaba un caballero en su oficina:

—Hace un mes que me hice cirugía en la cara para estirarme la piel

—Pues no se nota la diferencia...

—Es que ayer que me presentaron la cuenta de la maternidad se me volvió a arrugar.

CEREALES

Preguntaba la nena a la mamá embarazada:

—Mami, ¿cómo le haces para tener bebés?

—Mira, hijita, papá pone unas semillas en mi vientre, luego esas semillas se desarrollan hasta convertirse en bebés.

—Ahora entiendo por qué mi hermano tiene cara de trigo.

ADVERTENCIA

—No olvide, señora mía, que uno de los meses más peligrosos para embarazarse es septiembre.

—¿Y cuáles son los otros, doctor?

—Octubre, noviembre, diciembre, enero, febrero, marzo...

SUTIL

Las amigas se despiden telefónicamente y una de ellas aclara:

—Entonces te espero para mi Baby Shower, Rocío, tocas la puerta con el codo o las caderas...

—¿Y por qué con las manos no?

—¿Piensas venir con las manos vacías?

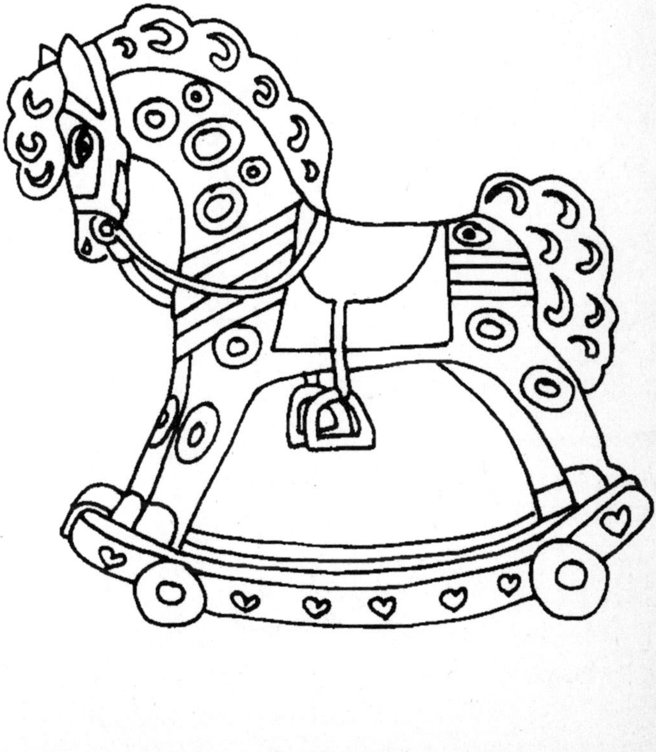

LA SEMANA DE UN BEBÉ:

A fin de auxiliarte a resolver "los problemas" que pueda tener tu bebé, anotamos, en seguida, algunos posibles estados de ánimo en que puede caer durante los días de la semana.

Intenta comprenderlo para ayudarlo en caso de que esté furioso, contento, triste, angustiado, etcétera.

¡Vale!

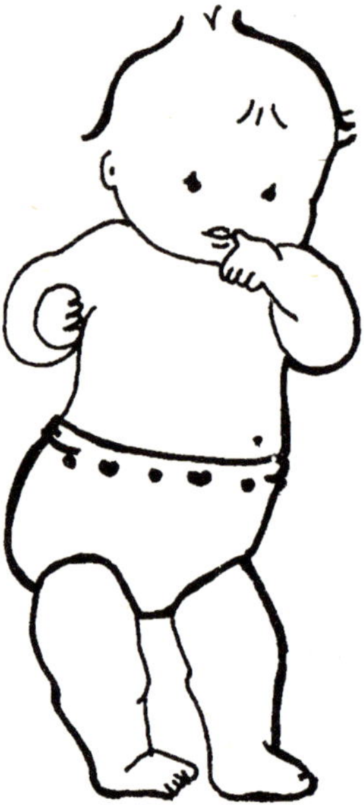

LUNES

¡Ay, Dios mío... otra vez el biberón!
¿Por qué no me dará la teta?

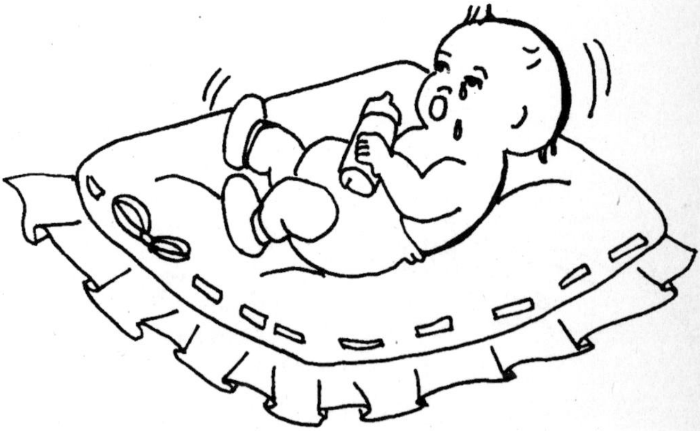

MARTES

Aquí estoy, sin pañal... todo sucio y mamá viendo su telenovela... ¡Voy a llorar!

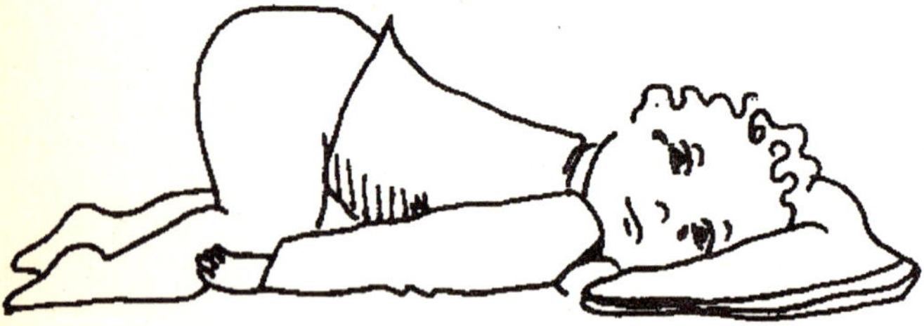

MIÉRCOLES

¡Ay, mamá, trata de entenderme!

¡No, no tengo cólico... sólo quiero mi sonaja!

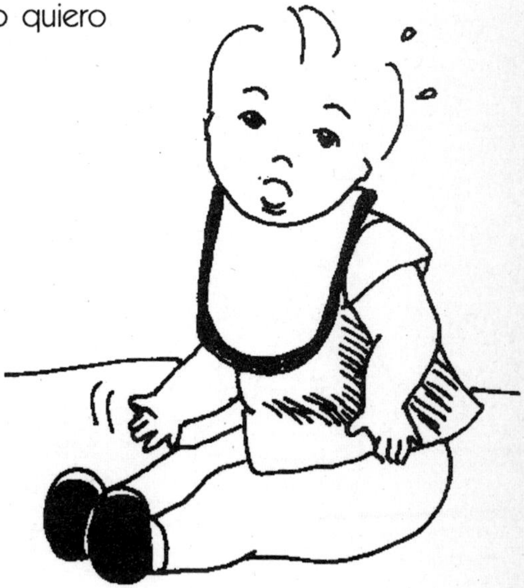

JUEVES

¡Sí, soy muy chillón y qué...!
Los hombres también lloran cuando los dejan solitos y sin su biberón.

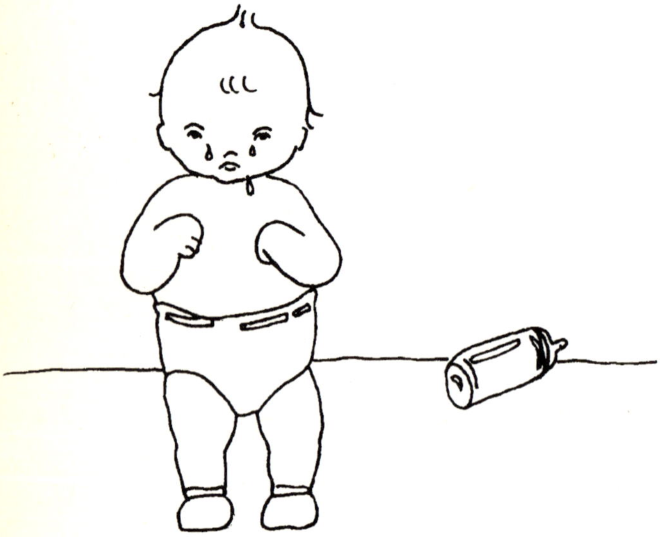

VIERNES

¡Ay. no, por favor mamá, ya basta de besos y abrazos! Sólo déjame tranquilo.

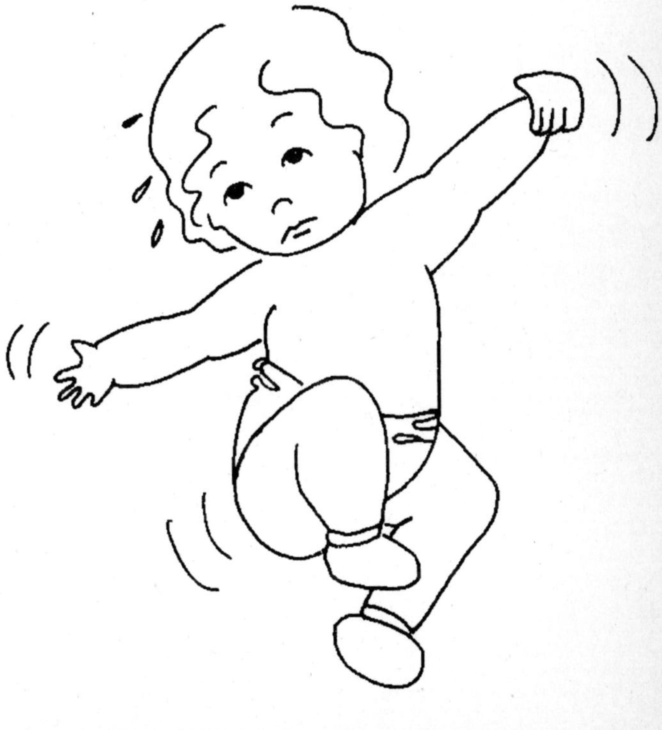

SÁBADO

¡A ver a qué hora vienen a bañarme! Si deseaban un bebé, ahora cuídenlo y atiéndanlo.

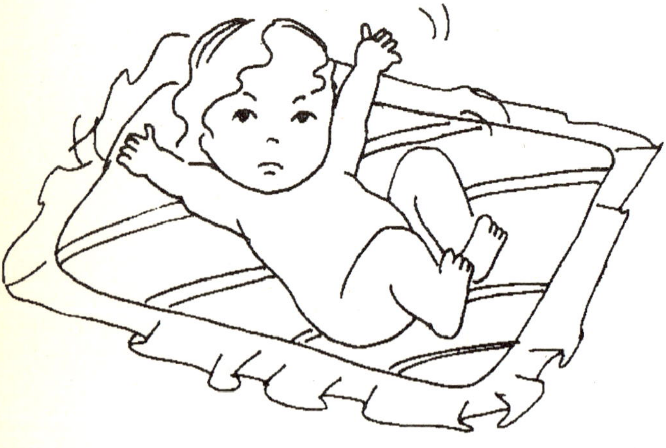

DOMINGO

¡Qué semana, Dios mío... y
mañana otra vez lo mismo!

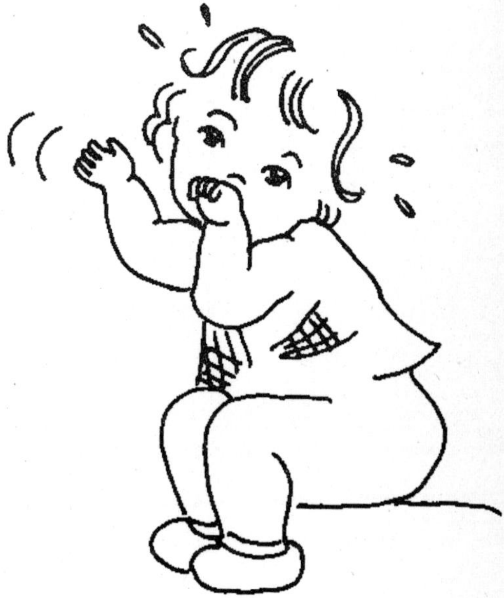

ÚLTIMOS CONSEJOS

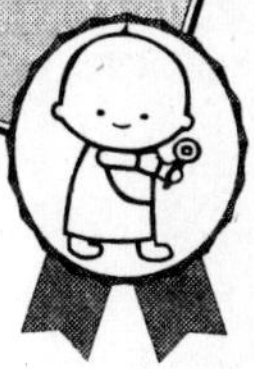

El bebé prenatal

¿Cómo estás, mamacita?, espero no causarte más dolores ni penas, pues te amo demasiado.

Aquí, dentro de tu cuerpo, me siento seguro, mamita; feliz porque nada me hace falta; siento tu calor y amor a cada instante.

Sin embargo, sé que pronto tendré que abandonar este agradable "nido"; pido a Dios que no haya necesidad de que destrocen tu vientre con la desagradable cesárea.

¡Cuánto te amo, mamacita! me has soportado con valor y cariño dentro de ti durante estos últimos meses, y presiento que deseas conocerme ya, acariciarme y alimentarme con tu suave seno.

Debes saber, mamacita, que me angustia llegar a un mundo convulsionado y lleno de dolor en donde, nosotros los niños, somos maltratados y obligados a trabajar, quitándonos así la alegría de disfrutar nuestros primeros años; de jugar, de estudiar y de estar junto a nuestra querida madre. Lo siento en verdad, mamacita; ojalá no sea así con nosotros; confío en tener la dicha de vivir en el calor de un hogar, contar contigo, porque necesitaré de tu amor, cuidados y consejos, sólo contando con ello seré una persona de bien. ¡Me eres imprescindible, mamita!

Tengo fe en que el siglo XXI sea conocido como "El Siglo de los Niños", pues, al fin y al cabo, somos las semillas de la humanidad, semillas que germinaremos para dar frutos si nos cuidan, para que las futuras generaciones inunden este mundo de amor, tan escaso actualmente.

Con mi último beso desde tu bendito vientre.

Tu bebé.

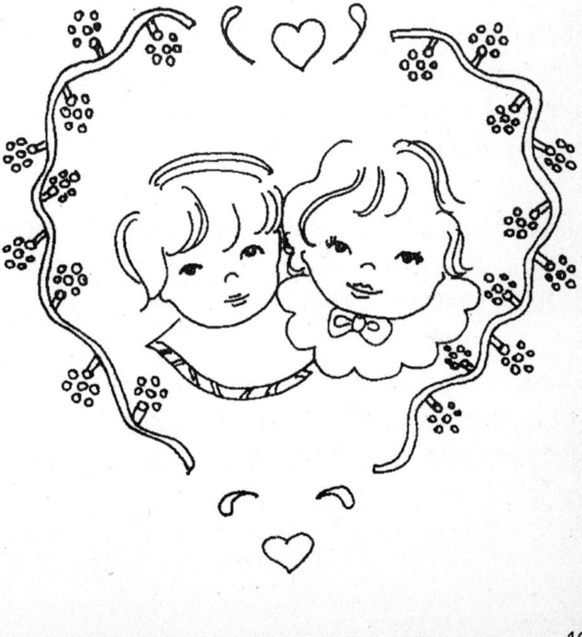

De mamá para el bebé

Anhelado bebito mío; faltan ya pocas horas para que vengas a mis brazos, y debes saber, hijito, que te he preparado un espacio muy especial para tenerte siempre junto a mí; al menos los primeros meses, mientras cobras fuerza y comienzas a dar tus primeros pasos, a correr, juguetear, gritar y... a exigir.

Ruego a Dios para que seas un niño sano y para poder proveerte de todo cuanto vayas necesitando conforme tu edad.

Has permanecido dentro de mí desde que eras una semillita y ya ves, mi amor, en apenas nueve meses te formaste y ahora tus "pataditas" me avisan que pronto saldrás de tu "bolsita" y vendrás a que te bese, te alimente y te arrulle.

Me esforzaré para que seas excelente... Aquí en tu hogar, la familia vivirá en armonía con la felicidad que nos dará tu llegada.

Tengo planes para mi príncipe; a partir de tu nacimiento, permanecerás junto a mí los primeros años para que goces tus meses de lactancia recibiendo mi cariño.

Después asistirás a un jardín de niños en donde aprenderás a convivir con otros pequeños como tú, disfrutando de tu niñez e inocencia.

Posteriormente, iniciarás tu educación primaria para lo cual te dotaré de cuanto necesites, nenito mío.

Sé que el tiempo transcurrirá veloz y que, sorprendida, te veré convertido en un hombre o mujer de éxito, con gran riqueza de espíritu, vocación de servicio y amor a tus semejantes.

Y también sé que todo resultará bien porque creo en Dios y porque lucharás por tus ideales y habrás de ser un defensor de las buenas causas.

¡Bendito seas, hijo mío!

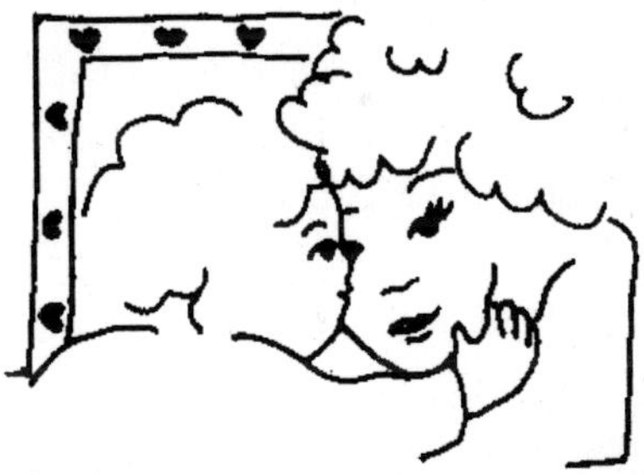

Oración para el bebé

Dios mío, ha llegado del cielo un hermoso bebé, el mío.

Deseo darte las gracias porque vino sano, manténlo así, Señor, y dame ahora sabiduría para educarlo.

Este lindo bebé es también tuyo, mi Dios, por eso te suplico que me concedas tu luz y apoyo; muéstrame el camino por el cual debo caminar con él hasta que deba valerse por sí mismo.

Dale hoy y siempre a nuestro bebé, señor, la miel del amor y la honradez para que su vida sea plena, esplendorosa, y nunca pierda el sendero del bien.

Apóyalo constantemente y enriquece su espíritu para que sea un bello ejemplo de tu eterna bondad.

Que su esfuerzo y dedicación cristalicen siempre en bien de sus semejantes, y que en todo cuanto haga se manifieste tu imagen divina.

Te lo pido con toda la fuerza de mi alma, amado Dios.

Amén.

Decálogo para tu bebé

Aquí tienes 10 sugerencias elementales para que tu bebé se mantenga tranquilo, sano y feliz:

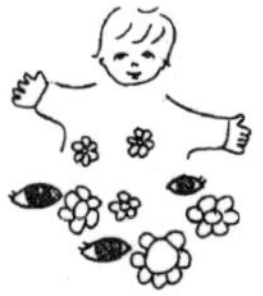

1. Fíjate que todo esté limpio.

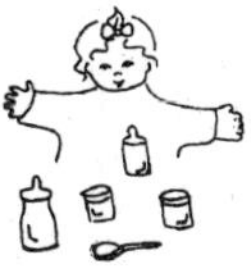

2. Cuida sus alimentos.

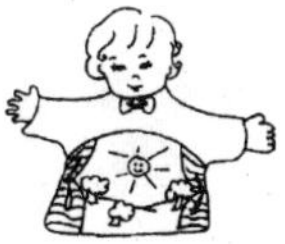

3. Mantén ventilado su ambiente.

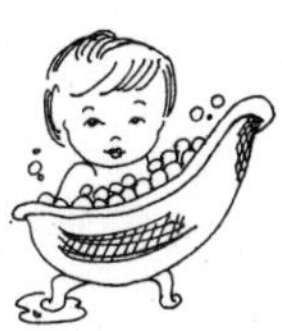

4. Báñalo a sus horas.

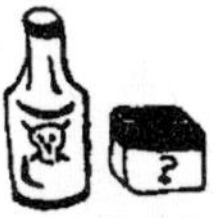

5. No le administres medicamentos sin consultar al médico.

6. No 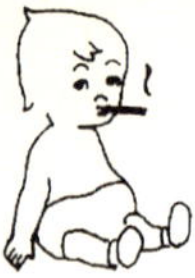 fumes cerca de él.

7. No 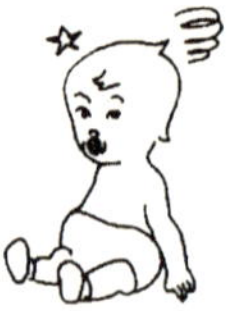 le grites.

8. No 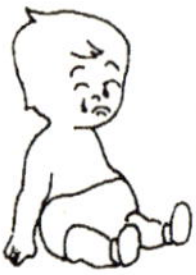 lo descuides.

9. Arrúllalo 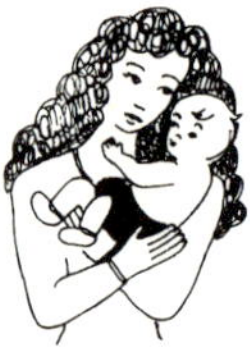 con amor.

10. Dale 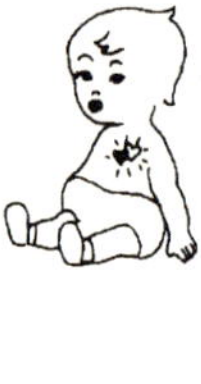 calor y ternura.

Cría a tu nene con esmero y ganarás un niño obediente, un adolescente con imaginación y un hijo adulto triunfador.

¿Mito o verdad?

Es costumbre muy arraigada que cuando una dama se embaraza, sus familiares y amigas comienzan a pronosticar el sexo del bebé, según las molestias que le vengan y, de acuerdo también, a la forma o posición que mantenga el vientre.

Así entonces es frecuente escuchar que si la madre tiene manchado el rostro, será niño, en caso contrario, vendrá una niña.

Lo mismo se dice cuando hay demasiados mareos y vómito; en unos casos se asegura que serán gemelitos y en otros que el bebé nacerá enorme.

También es costumbre asegurar que será niño si el vientre se mantiene alto, y niña si está caído.

En realidad no se sabe si son mitos o una mera costumbre, aunque, claro, en ocasiones le atinan y allí está la exclamación de: ¡te lo dije, fue niño!

Actualmente, lo más seguro es el ultrasonido; es la manera de saber cuál será el sexo, pero también con este procedimiento se han dado equivocaciones.

Por elemental lógica, lo aconsejable es que la madre se mantenga bajo estricto control médico, y esperar con amor a que la naturaleza haga su trabajo y llegue un bebé sano sin necesidad de cesárea.

Por otra parte, ¿tienes ya pensado, futura mamá, qué anhelas para tu criatura cuando llegue a la edad mayor?

Porque en la actualidad ya no hay limitaciones, así que puede aspirar a colocarse en cualquier actividad sea mujercita o varón.

Te sugerimos algunas especialidades en las que puede lograr éxito y triunfar según sus facultades:

Medicina espacial, redes de comunicación, computación de vanguardia, comercio internacional, turismo internacional, navegación espacial, astronomía, química farmacéutica, química industrial, idiomas, biología en todas sus especialidades, especialista en energía solar, televisión, especialista en nutrición, sistemas avanzados de agricultura, en fin... ¡Lo mejor para cuando tu bebé sea todo un ciudadano!

La oración del bebé

Dios que me has concedido la vida, he abandonado el cálido vientre de mamá después de nueve confortables meses de permanecer allí.

Gracias Señor por haberme permitido cumplir mi ciclo natural, formarme perfecto y ver la luz del brillante Sol.

¡Desde ahora soy otra semilla de tu inmenso amor en el mundo!

Como ves, ahora estoy en mi cuna agradeciendo la dicha de tener una madre cariñosa que ha comenzado a amamantarme para darme fuerza y salud.

Quiero ser un niño feliz, Padre mío, permite por favor que tenga el alimento suficiente para nutrirme debidamente y, concédeme también, que esos alimentos se multipliquen para que miles de bebés como yo reciban igualmente lo necesario.

Veo mis pequeñas manos y pienso que llegará el día en que habré de valerme de ellas para ganarme el sustento y apoyar a mamá correspondiendo así sus cuidados.

Dame la oportunidad de ser digno hoy y siempre, mi Dios.

Jamás permitas que mi alma se sacuda con el temor, las penas o la duda; quiero vivir lleno de tu espíritu y ser una persona útil y generosa con mis semejantes.

Te amo, Padre celestial, y quiero amarte más y más cada día, sentir constantemente tu presencia para saberme seguro en todas las tareas que deba emprender.

Confío en ti para no caer nunca en el ocio y los vicios, pues anhelo convertirme en ejemplo de tu bondad y pureza.

¡Gracias, Señor, bendigo tu nombre, Dios eterno!

Amén.

¡NO HAY NADA MÁS AGRADABLE QUE UNA MADRE CONSINTIENDO A SU BEBÉ!

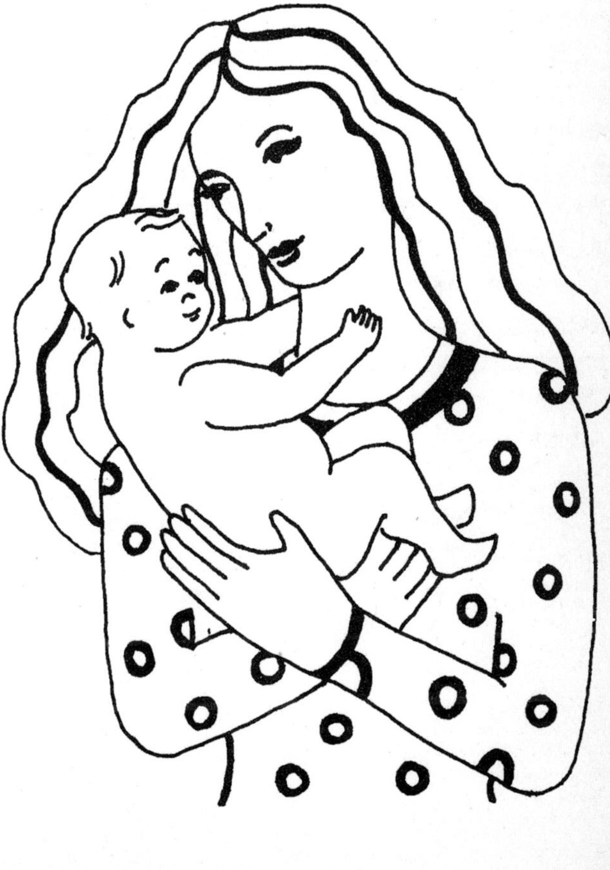

Balbuceo final

Bien, confiamos en que de una u otra forma, este libro que realizamos con placer para ti, madre y gran señora, resulte un excelente medio para que te sea fácil organizar con originalidad tu Baby Shower.

Con seguridad que todo te habrá de resultar perfecto, pues dispones de los elementos básicos para esta fiesta:

Amor, salud, familia, amistad y gran voluntad de hacer bien el evento que tienes en mente.

Deseamos que la llegada del hermoso bebé que ahora esperas, sea una bendición y te motive suficientemente para mejorar tu estilo de vida, llenándola de alegría y bellos propósitos por el bienestar tuyo y de tu nene.

Planea y realiza con esmero tu Baby Shower, y no dudes en solicitar el apoyo de una o varias amigas.

¡Éxito!

DOBLAR Y PEGAR

SU OPINIÓN CUENTA

Nombre ....

Dirección:

Calle y núm. exterior .... interior ....

Colonia .... Delegación ....

C.P. .... Ciudad/Municipio ....

Estado .... País ....

Ocupación .... Edad ....

Lugar de compra ....

Temas de su interés:

- ❒ *Empresa*
- ❒ *Superación profesional*
- ❒ *Motivación*
- ❒ *Superación personal*
- ❒ *New Age*
- ❒ *Esoterismo*
- ❒ *Salud*
- ❒ *Belleza*
- ❒ *Psicología*
- ❒ *Psicología infantil*
- ❒ *Pareja*
- ❒ *Cocina*
- ❒ *Literatura infantil*
- ❒ *Literatura juvenil*
- ❒ *Cuento*
- ❒ *Novela*
- ❒ *Cuento de autor extranjero*
- ❒ *Novela de autor extranjero*
- ❒ *Juegos*
- ❒ *Acertijos*
- ❒ *Manualidades*
- ❒ *Humorismo*
- ❒ *Frases célebres*
- ❒ *Otros*

¿Cómo se enteró de la existencia del libro?

- ❒ *Punto de venta*
- ❒ *Recomendación*
- ❒ *Periódico*
- ❒ *Revista*
- ❒ *Radio*
- ❒ *Televisión*

Otros: ....

Sugerencias: __________

Baby Shower

CORRESPONDENCIA CON PORTE POR COBRAR

SOLAMENTE SERVICIO NACIONAL

CORRESPONDENCIA
REGISTRO POSTAL
DF-047-97
AUTORIZADO POR *SEPOMEX*

EL PORTE SERÁ PAGADO POR:

Selector S.A. de C.V.

Administración de correos No.: 7
Código Postal: 06702, México D.F.